高等院校数字化融媒体特色教材
国家高等教育智慧教育平台MOOC课程"疫情统计学"配套教

配教师微课视频资源

U0564554

疫情统计学

EPIDEMIC STATISTICS

主编 李秀央

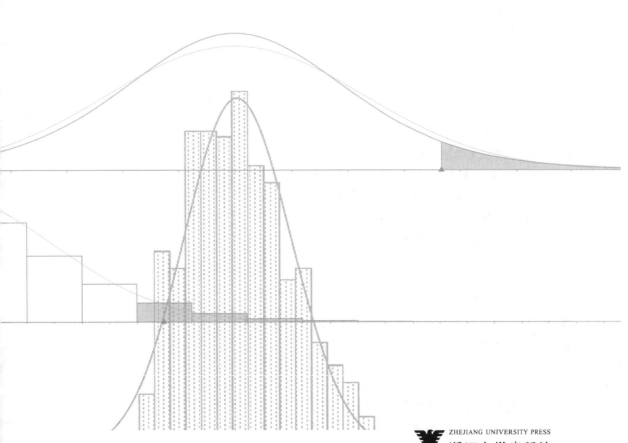

ZHEJIANG UNIVERSITY PRESS
浙江大学出版社
·杭州·

图书在版编目(CIP)数据

疫情统计学 / 李秀央主编. -- 杭州：浙江大学出
版社，2025.6. -- ISBN 978-7-308-25629-2

Ⅰ. R181.8

中国国家版本馆 CIP 数据核字第 2024H67F23 号

疫情统计学
YIQING TONGJIXUE

李秀央　主编

策划编辑	阮海潮(1020497465@qq.com)
责任编辑	阮海潮
责任校对	王元新
封面设计	林智广告
出版发行	浙江大学出版社
	(杭州市天目山路 148 号　邮政编码 310007)
	(网址：http://www.zjupress.com)
排　　版	杭州星云光电图文制作有限公司
印　　刷	杭州高腾印务有限公司
开　　本	787mm×1092mm　1/16
印　　张	7
字　　数	169 千
版 印 次	2025 年 6 月第 1 版　2025 年 6 月第 1 次印刷
书　　号	ISBN 978-7-308-25629-2
定　　价	35.00 元

前　言

　　新冠病毒感染疫情给数据分析提出了新挑战；疫情统计学（Epidemic Statistics）为科学分析传染病疫情数据提供了有力工具；疫情统计学可帮助读者有效提高数据分析的能力。传染病属于随机事件，在传染病防治和分析其疫情变化的过程中，需要运用统计学的概念和统计学思维来帮助理性对待各种随机现象，从而避免过度恐慌，做出正确的判断和决策。疫情统计学就是借鉴疫情防控经验，提高统计调查和分析能力的一门应用型学科。

　　"疫情统计学"课程的目标是：使读者了解疫情统计学的基本概念、基本指标和基本方法；掌握科研设计三大要素和基本原则；培养疫情统计思维，提高读者科研素养。课程设计原则：知识解读和应用需求相结合；数据分析与科研设计相结合；基本原理与应用案例相结合。

　　《疫情统计学》共分七章：第一章绪论，第二章统计表与统计图，第三章统计描述，第四章统计推断，第五章传染病传播动力学模型，第六章时空分析，第七章统计分析报告与常用统计分析软件。

　　《疫情统计学》新形态教材得到了浙江大学研究生教材立项重点项目和浙江省科技厅软科学重点项目（2022C25040）资助。本书是主编负责的"疫情统计学"MOOC课程的配套教材。"疫情统计学"MOOC课程入选首批国家高等教育智慧教育平台一流课程。本书以二维码形式插入了相关的微课视频资源（31个视频），增加了学习的指导性和便捷性，读者只要用手机扫描二维码，就可以观看视频，方便读者随时随地学习。

　　本书适合高等医药院校相关专业的本科生和研究生，以及各级疾病预防控制中心和医疗机构的广大医务工作者学习使用。本书可为临床医学、麻醉医学、护理学（含养老护理、托幼方向）、检验医学、口腔医学、全科医学、预防医学、医学影像学、康复医学、麻醉医学、眼视光医学、中医学、中药学、精神医学、环境医学、营养学、健康管理、公共事业管理、医院信息管理、老年服务与管理、医药营销、生物医学工程、医疗器械、妇产科学、儿科学、法医学、生物统计学、流行病学、大数据科学等专业学生和科研工作者提供很好的学习资源。

主编

目　录

第一章 绪 论

第一节 引 言

在新型冠状病毒感染疫情期间,报纸、电视、广播、互联网站和社交媒体,每天都有许多相关的报道。媒体的报道或专业期刊的文章中常出现如确诊病例、疑似病例、死亡病例、传播动力学模型、病例死亡率、传播率和基本再生数等概念,部分读者不能正确理解这些指标或专业术语。正如 *Significance* 杂志所说:"这可能是有史以来最具统计相关性的全球危机。"统计学家正在为控制疾病的传播开展重要的统计工作。学习疫情统计学的目的就是帮助读者理解传染病疫情分析中的基本概念、基本指标和基本方法,正确理解疫情的统计数据,了解疫情发展的现状和趋势。疫情统计可为传染病疫情防控提供科学依据。

疫情统计学是以医学理论为指导,采用概率论与数理统计原理和方法开展传染病疫情相关数据的收集、整理、分析,以及结果解释的一门应用型学科。疫情统计学的研究对象是有变异的现象。

传染病是由各种病原体引起的,能在人与人、动物与动物或人与动物之间相互传播的一类疾病。传染病能够通过直接或间接途径传染给他人。空气、水源、食物、接触都是传染病传播的主要途径。传染病是伴随着人类的出现而出现的。在人类历史上,曾经出现多种传染病,有些传染病曾给人类带来近乎毁灭性的灾难。从古至今,人类遭遇了很多种传染性疾病,其中有些传染病特别严重,例如麻风、鼠疫、天花、流感等。艾滋病、肺结核、严重急性呼吸综合征(severe acute respiratory syndromes,SARS),以及新型冠状病毒肺炎(corona virus disease 2019,COVID-19)等传染病在过去的不同时间段,不同程度地侵害了居民的健康。在人类历史上,因天花、黑死病(鼠疫)、霍乱等传染病死亡的人数要远远高于战争造成的死亡人数。

1348 年,黑死病蔓延到伦敦,仅伦敦就死亡三四万人。随着资本主义的发展,伦敦城市人口的集中和劳动人民生活的贫困使公共卫生出现了危机。16 世纪末到 17 世纪中期,1592年、1603 年、1625 年和 1665 年伦敦又陆续发生多次严重的瘟疫,每次瘟疫都有大量居民死亡,因此居民们以十分关切的心情,希望看到有关葬礼、洗礼每周发布的公告。圣诞节前的星期四,官方会公布以前历年包括葬礼人数和洗礼人数的总表。治愈及因瘟疫死亡的人数则另有专门报告。这种统计表的准确性虽然不高,但是为生命统计、人口推算提供了原始资料。英国学者 John Graunt (1620—1674)于 1662 年出版的《关于死亡公报的自然和政治观察》(*Natural and Political Observations Made Upon the Bills of Mortality*)一书就是以上述资料为依据的,是疫情统计学的开山之作。经国王查理二世(Charles Ⅱ,1630—1685)举荐,John Graunt 进入当时英国最著名的科学组织——英国皇家学会,并被誉为"统计学之父"。另一位代表人物是英国天文学家和数学家,人口统计学派奠基人 Edward Hally

（1656—1742）。Hally 于 1693 年发表《根据 Breslan 市出生、死亡表作出的人类死亡估计》，他根据 1687—1691 年 Breslau 市的出生、死亡统计资料编制了有名的 Hally 生命表，成为英国人寿保险公司计算保险费的依据，也是计算应服役人数的依据。

1854 年，英国伦敦霍乱大流行。疫情统计学的先驱 John Snow（1813—1858）博士将死亡病例和水井的信息标注在伦敦地图上，经过相关分析，最后将污染源锁定在城市中心的一个水井的抽水机的水泵上。他建议市政府停用该抽水机。此后，霍乱的发病人数大幅减少，并得到了有效控制。John Snow 利用空间分析思想控制疫情蔓延具有重大的里程碑意义，它被看做疫情统计学、空间统计学和流行病学等多学科的共同起源。

第二节　疫情统计工作的基本步骤

疫情统计工作包括设计、资料收集、整理、分析和结果的专业解释等 5 个基本步骤。

一、设计

设计包括专业设计和统计设计，其中专业设计是从选题的需要性、可行性和创新性等方面来考虑；统计设计包括根据研究目的确定研究对象的选择、样本含量的估计、处理因素的确定，以及资料的收集、整理和分析整个过程的设想和安排，主要从科学性来考虑。统计设计的主要作用就是减少误差，提高实验的效率，因此根据误差产生的来源，在设计时需要明确实验设计的三大要素，并遵守实验设计的基本原则。

（一）实验设计的三大要素

实验设计的三大要素包括研究对象（study object）、处理因素（treatment factor）和效应指标（effect index）。研究对象是根据研究目的确定的观察目标总体，是处理因素作用的客体。研究对象一般是人、动物或生物材料。研究对象需要符合总体同质性、对处理因素的敏感性和反应的稳定性。处理因素是根据研究目的确定的、欲施加或观察的、能作用于研究对象并引起直接或间接效应的因素。处理因素包括干预措施或治疗方法。干预措施主要包括戴口罩、通风、消毒、社会距离、封城、加强个人卫生和消毒等防控措施；治疗方法包括药物治疗和手术治疗等。如果是开展流行病学调查研究，那么需要写明调查方法和内容，其中调查内容包括人口学特征。效应指标是指反映处理因素作用于受试对象的反应和结果的观察指标。效应指标应具有客观性、特异性和敏感性。效应指标有主观指标和客观指标之分，主观指标是由研究对象反馈或由医生定性判断来描述观察结果，而客观指标是借助仪器等手段测量得到的观察结果。在研究中尽可能选择客观、定量指标。

（二）实验设计的基本原则

实验设计需要遵循随机化（randomization）原则、重复（repetition）原则、对照（control）原则和均衡（equilibrium）原则。如果是临床试验，那么还需要遵循盲法（blind）原则。

（1）随机化原则。随机化是指采用随机的方法将受试对象分配给不同处理组，使每个对象分到实验组和对照组的机会相同，保证非处理因素均衡一致的一种手段。它使不可控制的因素在实验组与对照组中的影响较为均衡，使其产生的总效应归于总的实验误差之中。随机不等于随意，也就是说不能由受试者自己选择，也不能由研究者主观决定，只有通过随机化的分组程序,才能避免出现各种客观因素与主观因素造成的偏差,减少系统误差,保证组间差异度量的有效性。此外,随机化还有2种情况:随机化抽样和随机排序。随机化抽样指从总体中随机化地抽取研究样本;随机排序指实验顺序随机化。随机化是统计推断的基础。

(2)重复原则。重复是指处理组与对照组的研究对象应具备一定数量,也就是说要求有足够的样本含量。疫情统计学的研究对象是有变异现象,研究事件是随机事件,即观察一次结果不确定,但是如果观察次数达到一定水平,其结果就能呈现出一定规律性。所以在研究中,需要样本含量足够大,才能掌握该指标的变异规律。设置重复的另一个作用是降低实验误差,从而提高精密度。在实验中会产生偶然误差,可通过平行实验,多次测量求平均值的方法来降低随机测量误差。所以,重复有两层含义:样本含量足够大和做平行实验。样本含量的估计原则是在结果比较稳定的情况下样本含量最小。

(3)对照原则。在确定接受处理因素的实验组时,应同时设立对照组。因为只有正确地建立了对照,才能平衡非处理因素对实验结果的影响,从而控制各种混杂因素的影响,使处理因素效应充分显露。对照的类型有空白对照、实验对照、标准对照、安慰剂对照和潜在对照等。

(4)均衡原则。设计对照应满足均衡原则,才能显示处理因素的效应。均衡性指在设立对照组时除给予处理因素不同外,其他对效应指标有影响的因素(即非处理因素)尽量均衡一致。

(5)盲法原则。在临床试验中,为了消除心理因素对研究结果的影响,除了遵守随机化、重复、对照、均衡等原则外,还需要遵守盲法原则,根据盲法程度不同,具体分为双盲、单盲和开放实验。

二、资料收集

疫情统计工作的内容包括资料的收集、整理、分析和表达。疫情研究用的资料必须经过周密的设计收集获得。在具体的研究实施过程中,根据研究目的和设计要求制定各种统计表、调查表或报告卡等用以收集资料。这些原始记录用的表格的设计合理性、项目完整性、填写正确性直接影响研究质量。此外,数据管理是医学研究的一个重要环节。

疫情统计资料的来源主要有国家网络直报监测数据、报表资料、报告卡(单)、日常医疗卫生工作记录,包括临床急诊、门诊病例数据或住院病例数据、专题调查或专题实验数据,以及官方网站收集的资料。

统计资料的要求:时间及时、数据准确、项目完整。

三、资料整理

资料整理的目的是使收集到的数据条理化、系统化,便于进一步分析。在整理数据之前,需要对收集到的数据进行核查,保证原始数据的质量。收集到资料之后,可以先通过目测进行仔细检查,主要检查是否存在缺项与差错、取值范围或逻辑性错误,然后使用统计软件编制频数分布表或分布图来整理资料。频数分布表或分布图在一定程度上可以帮助我们发现一些错误问题。

四、资料分析

资料分析包括统计描述和统计推断。统计描述主要是描述资料的分布特征，通常采用统计指标、统计图表或统计模型等进行描述。统计推断指用样本的信息来推断总体的特征，包括参数估计和假设检验。

五、结果的专业解释

统计分析后，需要根据研究内容和统计分布结果给予专业解释。

第三节　疫情统计学中的基本概念

一、总体与样本

总体（population）是根据研究目的确定的同质观测单位某个观测指标的全体。样本（sample）是从总体中随机抽取的有代表性的一部分观察单位某观测指标的集合。从总体中随机抽取样本的过程称为随机抽样，抽得的个体数目称为样本含量（number of sample，n）。

二、同质与变异

同质（homogeneous）是指观察单位对研究指标有影响的因素相同。变异（variation）是指观察指标的结果不同或观察指标值有大有小。医学统计学就是在同质基础上研究变异。

三、参数与统计量

参数（parameter）是指描述总体特征的指标，用希腊字母表示，如总体均数用 μ 表示，总体标准差用 σ 表示，总体率用 π 表示。统计量（statistics）是描述样本特征的指标，用拉丁字母表示，如样本均数用 $\bar{x}$ 表示，样本标准差用 s 表示，样本率用 p 表示。

四、概率与频率

概率（probability，P）是表示某事件发生可能性的定量指标，$P \in [0,1]$。频率（frequency）表示某事件发生次数占可能发生总次数的比例，用 p 表示。频率与概率之间的关系就是统计量与参数之间的关系。

五、误差

误差（error）是指测量值与真实值之间的差异。

系统误差（system error）是由固定因素引起的，使观测值均大于或均小于真实值的误差。在流行病学中，系统误差可以解释为偏倚。如医生掌握的标准过高或过低引起的诊断偏倚，又如选择没有代表性的对象作为研究对象而引起的选择偏倚等。随机测量误差（random measurement error）也称偶然误差，是由不固定因素引起的误差，有时比真实值大，有时比真实值小。可以通过重复测量求平均值的方法使随机测量误差降到最低。抽样误差

(sampling error)是由于个体存在变异,在抽样研究中表现出来的统计量与统计量,或者统计量与参数之间的差异。抽样误差可以采用统计学方法进行估计。过失误差(error for negligence)是指在数据输入或过录过程中产生的误差。

六、小概率事件及小概率事件原理

小概率事件(small probability event)是指发生的概率 P 不大于5％或1％的事件。小概率事件原理(small-probability event principle)是指小概率事件在一次实验中可以认为不会发生。小概率事件原理是假设检验的理论依据。

七、资料类型

资料分为三种类型:计量资料(measurement data)、计数资料(counting data)和等级资料(ranked ordinal data)。计量资料也称定量资料(quantitative data)或数值变量资料(numerical variable data),是指使用特定方法测量观察指标而得到的资料,一般有度量衡单位。计数资料又称无序分类资料(unordered categorical data)、无序分类变量资料(unordered categorical variable data)或定性资料(qualitative data),是按照某种属性或类别进行分组,分别清点各组个数而得到的资料。等级资料又称有序分类资料(ordinal categorical data)、有序分类变量资料(ordinal categorical variable data)或半定量资料(semi-quantitative data),是按照某种属性程度不同进行分组,分别清点各组个数而得到的资料。三种资料之间可以单向转换,计量资料可以转换成等级资料,等级资料可以转换成计数资料,但是不能进行反向转换。

八、拐点

拐点(inflection point)又称反曲点(the reverse curvature point)。直观地说,拐点是曲线的凹凸性分界点。在拐点处,二阶导数在其两侧异号(由正变负或由负变正)或不存在。拐点的统计学含义是事物发展过程中运行趋势或运行速率的变化。

注意:新闻报道中提到的经济的拐点、房地产的拐点,以及股市的拐点,多用于说明某种情形持续上升一段时间后开始下降或回落。数学上的极值点(polar value points)、稳定点(stability point)或者驻点(stationary point)其实不是拐点。在新冠病毒感染疫情蔓延情况的描述中,许多自媒体报道中提到的"拐点"其实是数学中的极值点,并非拐点。

九、传染病流行过程中的两个影响因素

传染病流行过程中的影响因素包括社会因素(social factors)和自然因素(natural factors)。社会因素包括医疗服务(如疫苗接种)、人口迁移、人口密度、社会制度、社会动荡程度、防控措施等。社会因素是促使传染病传播蔓延的重要因素,或是防止及有效消灭传染病的主导因素。自然因素包括气候因素、土壤因素、动植物因素等。

第四节　传染病传播和流行的三个环节

传染病在人群中的传播和流行,必须具备三个环节:传染源(source of infection)、传播途径(route of transmission)和易感人群(susceptibility)。缺少这三个环节中的任一环节,传染病就不可能发生,更不会暴发流行,这三个环节构成传染病流行过程的生物学基础。

传染源亦称宿主,是指体内有病原体发育、繁殖,并能排出病原体的人、动物或物体,即受感染的人、动物或物体,其中患者是最重要的传染源,因为患者体内存在大量的病原体,而病人又具备某些促进向外排出病原体的症状,因此排出的病原体数量多、传播广。有些疾病病人是唯一的传染源,如天花、麻疹等。

传染病的病程可分为潜伏期(incubation period)、临床症状期(clinical stage)和恢复期(convalescence)。传染病的分期主要取决于宿主排出病原体的数量和频度。

潜伏期是病原体侵入机体至临床症状最早出现的时间段。潜伏期的长短,主要与病原体在体内繁殖的时间有关;此外,也受到病原体的数量、定位部位,以及到达定位器官的途径等因素的影响。潜伏期是传染病一个重要的流行病学特征,各种传染病都有固定的潜伏期,短的几小时,如细菌性食物中毒,长的几十年,如艾滋病的潜伏期可在 20 年以上。通常说的潜伏期是平均潜伏期。

潜伏期的流行病学意义如下:

(1)潜伏期长短可以反映传染病的流行特征,一般地,潜伏期短的传染病来势猛,常呈暴发型,如食物中毒、霍乱,而潜伏期长的传染病流行较持久,发病强度弱,暴发流行时高峰不明显。

(2)根据潜伏期可以判断患者受感染的时间,以便追溯传染源和确定传播途径。

(3)根据潜伏期可以确定预防措施,以及使用免疫血清预防临床疾病的时间。以狂犬病的特异性预防为例。当患者被严重咬伤或者咬伤部位近头部时,于 72 小时内为其注射抗狂犬病血清效果较佳。麻疹只有在潜伏期最初 5 天内实行被动免疫才有效。根据潜伏期的长短可确定接触者的留验、检疫或医学观察的期限,一般以潜伏期加 1～2 天作为隔离或医学观察时间,对于危害严重的传染病,可按其最长潜伏期和有关规定予以留验或检疫。

(4)根据潜伏期可以评价某项预防措施的效果,如实施某项预防措施以后,经过一个潜伏期后病例数减少,可认为有可能与该项预防措施有关。

临床症状期是指出现该病特异性症状和体征的时期。

恢复期是指临床症状消失,机体在感染过程中所受到的损伤逐渐康复,免疫力也开始恢复,机体内的病原体迅速被清除,即不再具有传染性,如天花、麻疹等。但是,有些传染病如伤寒、病毒性乙型肝炎等,患者在恢复期仍可排出病原体,有些甚至终身为传染源。

传播途径是指病原体经环境散布传播给他人的过程,是第二个流行环节。这个过程可分为 3 个阶段:①病原体排出;②病原体在外界环境中生存停留;③侵入新的易感宿主。在外环境中参与传播病原体的途径很多,概括起来主要有以下几种:经食物传播(如甲型肝炎)、经水传播(如霍乱、伤寒、细菌性痢疾、甲型肝炎)、经空气传播(如 COVID-19、结核分枝杆菌)、经接触传播(如肠道传染病、寄生虫病)、经媒介节肢动物传播(如鼠疫、疟疾、流行性乙型脑炎)、医源性传播(如输血引起的丙型肝炎、AIDS)、母婴传播(如疱疹病毒、肺炎球菌)等。

易感人群是指可能感染病原体的人群。人群易感性(susceptibility)是指一个人群可能感染某种病原体的比例。可以导致人群易感性升高的因素有新生儿出生、易感人群迁入、免疫人群的免疫力自然消退、免疫人口死亡等。可以促使人群易感性下降的因素有计划免疫、传染病流行、"多次免疫"、阴性感染使非特异性免疫力提高。

第二章 统计表与统计图

在疫情防控工作中,要将通过实验获取或由流行病学调查收集到的数据描述出来,或把研究结果表达出来,统计表和统计图是很好的工具。统计表便于不同对象相同指标之间进行比较,统计图较统计表直观,能把收集到的数据或研究结果实现可视化。

第一节 统计表

统计表(statistical table)是以表格的形式简明地表达事物间数量关系的一种形式。统计表不仅可以代替冗长的文字叙述,而且便于读者阅读和事物之间相互比较。

统计表由标题、标目、线条、数字和备注等组成,其基本格式如表 2-1 所示。

表 2-1 标题(何时、何地、何事)

横标目总标目	纵标目/单位	纵标目/单位	纵标目/单位
…	…	…	…
横标目		数字区域	
…	…	…	…

一、统计表的基本要求

在编制统计表时,必须规范、简洁,设计合理,可读性强,便于比较,符合统计学要求。

(1)内容,要简洁明了,在一张统计表中至多反映两个主题,若有多个主题需要反映,应该编制多张统计表来表达。

(2)标题,要求简明扼要,主题思想和目的明确。一般包括时间、地点和内容。位置应该在表的正上方。在标题的前面,一般有表号,如表 2-1,表示第 2 章第 1 张统计表。

(3)标目,分为横标目和纵标目。横标目位于表的左侧,一般说明每一行的对象;纵标目一般指统计指标,位于表的上部,说明每一列的内容。

同类的或要比较的事项,尽可能列在一起,便于分析比较。统计表的主词和宾词安排要恰当,一般主词放置在横标目的位置,宾词放置在纵标目的位置;判断统计表设计得是否恰当,一般通过按以下顺序依次读其"主词—宾词—数字",看能否构成一句完整、通顺的句子。如表 2-2 所示,护理人员对疑似 COVID-19 患者护理中解除隔离标准知识掌握正确的有5253 人,错误的有 2463 人,正确率是 68.08%。

表 2-2 护理人员对疑似 COVID-19 患者护理知识掌握情况($n=7716$)

疑似 COVID-19 患者护理	正确/人	错误/人	正确率/%
解除隔离标准	5253	2463	68.08
病房安置	7389	327	95.76
操作	7393	323	95.81

（4）线条。统计表的线条一般采用三线式：标题下的顶线，纵标目与数字之间的隔线和最底下的底线。有的采用四线式，即在三线式的基础上，加上合计栏与数字之间的一条横线。所有的斜线和竖线均不需要。

（5）数字。统计表中的数字一律用阿拉伯数字，小数的位数应该上下对齐。暂缺或未记录用"…"表示，没有数字的空格用"—"表示，数字为零者填"0"。通过计算得到的统计指标，一般保留到百分位，即小数点后 2 位。数值的修约按照《数值修约规则与极限数值的表示和判定》（GB/T 8170—2008）进行，其简明口诀是："4 舍 6 进 5 看右，5 后有数进上去，尾数为 0 向左看，左数奇进偶舍弃。"例如，修约到 2 位小数，35.3448 修约为 35.34，35.3468 修约为 35.35，35.3550 修约为 35.36，35.3650 修约为 35.36。纯小数必须写出小数点前用以定位的"0"。

（6）备注。不是统计表的必要组成部分，应该写在表底线的下方，可长可短，字号也可以根据实际情况进行调整，一般正文设为 5 号字，备注设为小 5 号字。

二、统计表的类型

统计表根据分组变量的数目多少可以分为简单表和复合表。含一个分组变量的统计表称为简单表，如表 2-2；含有两个或两个以上分组变量的统计表称为复合表，如表 2-3。

表 2-3　不同性别、接触史艾滋病患者的婚姻分布情况　　　　　　（单位：人）

接触史	男				女			
	不详	离异/丧偶	未婚	已婚	不详	离异/丧偶	未婚	已婚
非商业非婚异性性接触史	1	61	47	93	18	20	9	50
非婚异性性接触史	0	42	28	84	0	7	0	3
配偶/固定性伴阳性	0	0	0	19	0	4	0	42
男男性行为史	0	5	32	14	0	0	0	0
注射毒品史	0	0	1	0	0	0	0	0
不详	1	0	1	1	0	0	0	0
合计	2	108	109	221	18	31	9	95

三、基本情况表

在对研究报告或研究论文的结果进行描述时，如果涉及变量比较多，通常采用类似如表 2-4 所示的基本情况表进行综合描述，告知读者该研究调查获得的研究对象的基本信息，如表 2-4 中有研究对象的年龄、职称、学历、工龄、工作单位、从业地点等变量及其分布情况。

表 2-4　COVID-19 知信行护理人员调查对象基本情况（$n=7716$）

变量		人数	构成比/%
年龄（周岁）	<30	3689	47.81
	30~	3870	50.16
	50~	157	2.03
职称	初级	4576	59.31
	中级	2671	34.62
	高级	469	6.08
学历	大专及以下	1781	23.08
	本科	5908	76.57
	硕士及以上	27	0.35
工龄（年）	<10	4546	58.92
	10~	2188	28.36
	20~	982	12.73
工作单位	省级医院	1082	14.02
	市级医院	4680	60.65
	县级医院	1954	25.32
从业地点	门（急）诊	1307	16.94
	发热门诊	169	2.19
	普通病房	5768	74.75
	隔离病房	472	6.12

第二节　统计图

　　统计图（statistical chart）是通过点的位置、线段的升降、直条的长短或面积的大小等方法来表达数据信息的一种描述方法。统计图辅以简洁的文字说明，就可以直观地反映统计数据所蕴含的内在信息，并可大大提高统计报告的可读性。

一、统计图的制图要求

　　统计图由标题、坐标、刻度、图例、纵横比例等要素组成。

　　（1）标题：包括时间、地点和主要内容，要求简单扼要，一般放在图的正下方，在标题前加图号，如图 2-1。

　　（2）坐标：分为横坐标和纵坐标，通常统计表中横标目设计为统计图中横坐标，统计表中纵标目设计为统计图的纵坐标，横纵坐标通常有度量衡单位。

　　（3）刻度：指坐标系中的坐标尺度。刻度数值按从小到大的顺序排列，纵轴由下至上，横轴由左至右；其纵横坐标的比例尺度可以不同。一般横坐标可以不从 0 开始，纵坐标一般从 0 开始，散点图和气泡图除外。

　　（4）图例：若在一张统计图中有两个或两个以上的对象进行比较，一般要加上图例。图例说明统计图中各种图形分别代表的对象。图例的位置比较灵活，应以整幅图的平衡、美观为原则，一般放在图的右上角或放在图与标题之间的中间位置。

(5)统计图的纵横比例一般为 5∶7 或 7∶5,但是许多软件生成的图纵横比例是 1∶1,在绘制时,可以在编辑状态下进行调整。

二、常用统计图

统计图类型很多,资料的类型不同,研究目的不同,其相应的统计图也不一样。掌握各种统计图的特征,有助于正确地选用统计图。下面对在疫情分析中常用的统计图进行介绍。

(1)直方图(histogram):用于描述连续型变量的频数分布。横轴表示被观察指标,纵轴表示频数,以直条的面积表示各组段的频数,如图 2-1 所示。

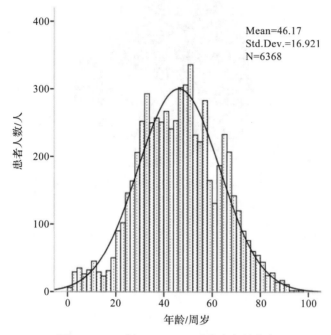

图 2-1　6368 例 COVID-19 感染者年龄分布

(2)玫瑰图:又名鸡冠花图、坐标区域图、极区图等,是弗罗伦斯·南丁格尔(Florence Nightingale)提出来的。玫瑰图本质是直条图,通过极坐标系转换为饼图形式,扇形的半径即直条图的长度。由于玫瑰图是饼形展示的,数据对象较多时可避免直条图占用更多的横向排列空间。图 2-2 描述了 2020 年 2 月 9 日浙江省各地市 COVID-19 感染者累计病例数。

(3)统计地图(statistical map):是以地理或行政区划为基本单位,将某个指标按照大小分级,并采用图形元素(如不同点、线条或颜色)绘制在地图上,用来描述该指标的数量在地域上的分布特征。

(4)普通线图(line graph):是指在直角坐标系中用线段的升降表示两个连续型变量中一个变量随着另一个变量变化而变化的趋势,相邻两点以线段连接,如图 2-3 和图 2-4 所示。普通线图纵轴一般以 0 为起点,否则需作特殊标识或说明。不同指标或类别使用图例加以说明。

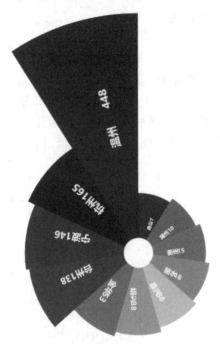

图 2-2　2020 年 2 月 9 日 COVID-19 感染者累计病例数

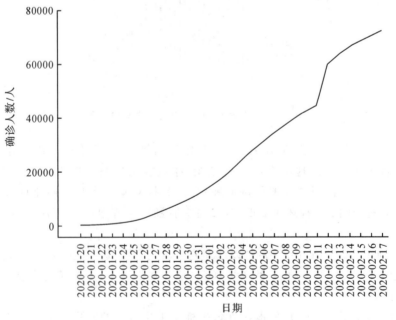

图 2-3　中国 COVID-19 确诊人数变化趋势

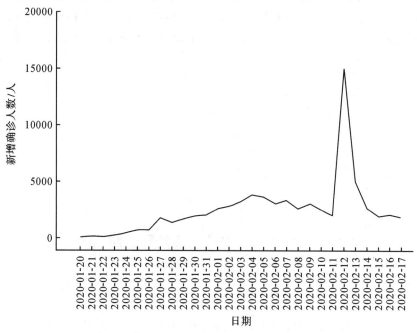

图 2-4　中国 COVID-19 新增确诊人数变化趋势

（5）半对数线图（semi-logarithmic line graph）：表示两个连续型变量中一个变量随着另一个变量变化而变化的速度。绘制半对数线图时，纵轴尺度取对数尺度，横轴尺度是算术尺度。半对数线图和普通线图统称为线图或折线图，如图 2-5 所示。

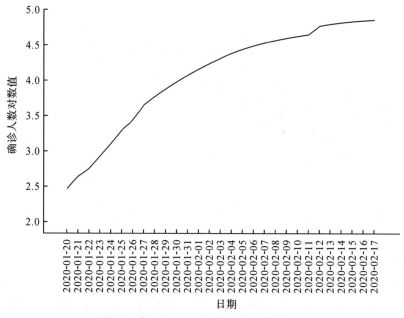

图 2-5　中国 COVID-19 确诊人数变化速度

(6)散点图(scatter-plot)：是一种以点的分布表示两个变量之间的密切程度和方向的统计图。若两个变量之间有自变量和因变量之分，通常把自变量放在横轴，把因变量放在纵轴。图 2-6 是 2019 年某市 231 名艾滋病患者的年龄与 CD4 细胞计数之间关系的散点图。

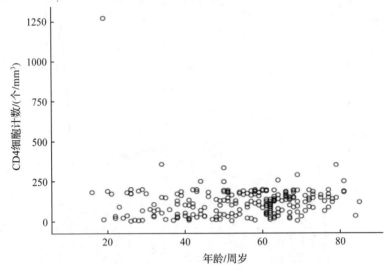

图 2-6　2019 年某市 231 名艾滋病患者的年龄与 CD4 细胞计数之间的关系

(7)气泡图(bubble chart)：表示三个连续型变量之间关系的密切程度和方向，其作用等同于三维散点图，反映三个变量之间的关系。图 2-7 表明健康儿童身高越高，体重越重，体表面积越大。

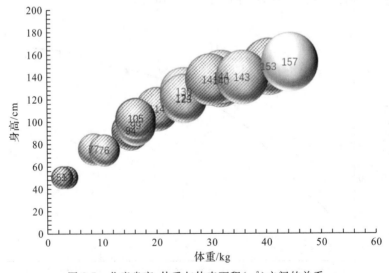

图 2-7　儿童身高、体重与体表面积(m^2)之间的关系

(8)误差图(error bar)：用于描述多组正态分布计量资料的分布情况，常用其均数和标准差，如图 2-8 所示。用于计量资料统计推断中比较实验性研究结果的总体水平及抽样误差的大小，采用总体水平的 95% 可信区间表示，如图 2-9 所示。

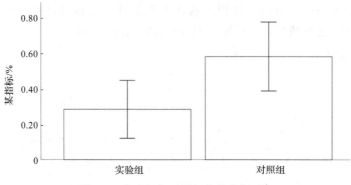

图 2-8 实验组与对照组的某指标(%)

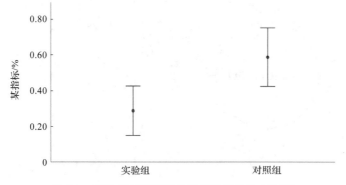

图 2-9 实验组与对照组的某指标(%)及 95%CI

(9)箱图(box-plot):又称箱式图(box-and-whisker diagram),是一种描述连续型变量分布特征的统计图,可用来表达定量资料的 5 个特征值,即扣除异常值和极值的最小值、p_{25}(下四分位数)、p_{50}(中位数)、p_{75}(上四分位数),以及扣除异常值和极值的最大值。由 p_{25}~ p_{75} 构成图形的"箱",由扣除异常值和极值的最小值~p_{25} 与 p_{75}~扣除异常值和极值的最大值构成"箱子"上下的两条"触须"。异常值(outlier)又称离群值,是指大于 1.5 倍四分位数间距的数值,在箱图中常用圆圈"〇"表示。极值是指大于 3 倍四分位数间距的数值,在箱图中常用星号"＊"表示。箱图用于多组定量资料分布比较。横坐标为各组的名称,纵坐标为观测指标,如图 2-10 所示。

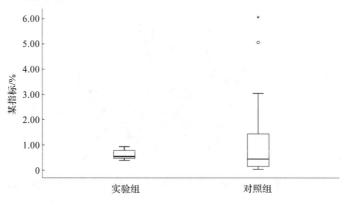

图 2-10 实验组与对照组的某指标(%)的箱图

（10）网络图（network chart）：是用于重建系统发育网络和树，推断祖先类型和潜在类型，展示进化分支和变异情况的统计图。图 2-11 描述截至 2022 年 10 月 26 日诺如病毒全基因组的基因进化情况。

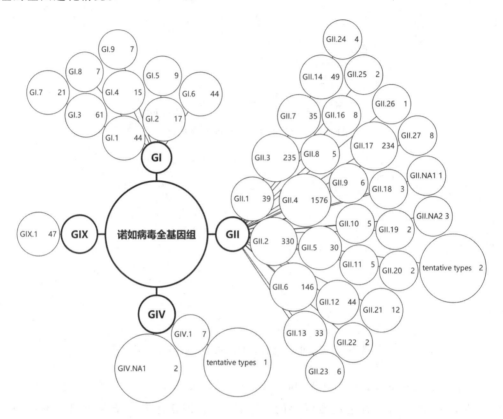

图 2-11　截至 2022 年 10 月 26 日诺如病毒全基因组的基因进化网络图

（11）圆图（circle chart）：以圆的总面积表示事物的全部，以扇形的面积大小表示事物内部各组成部分所占的比重或分布情况，如图 2-12 所示。圆图适用于分类资料。不同扇面采用不同颜色或花纹加以区别，需要用图例说明各种颜色或花纹代表的类别。

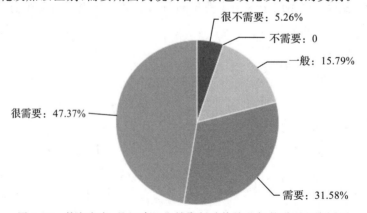

图 2-12　某省在市、县组建卫生健康行政执法队伍的需要程度圆图

（12）饼图（pie chart）：以几何体的体积大小表示事物内部各组成部分所占的比重或分布情况，如图 2-13 所示。饼图适用于分类资料。圆图和饼图没有坐标轴，必须用图例区分各部分。

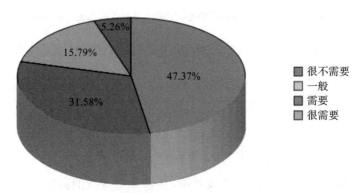

图 2-13　某省在市县组建卫生健康行政执法队伍的需要程度饼图

（13）圆环图（doughnut chart）：是以圆环的面积表示各部分与整体的比例，并且可以包含多个数据系列。图 2-14 表示某省在市县组建卫生健康行政执法队伍的需要程度的情况。

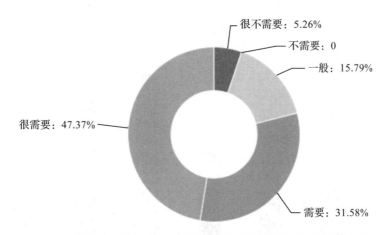

图 2-14　某省在市县组建卫生健康行政执法队伍的需要程度圆环图

（14）百分条图（percent bar graph）：亦称百分比条图，以均匀直条的总长度表示 100%，其中直条的长度表示事物内部各组成部分所占的比重或分布情况，如图 2-15 所示。百分条图特别适合对多个构成比进行比较，将不同组别、不同时间或不同地区的某分类指标的构成比平行地绘制成多个百分条图，可以方便地比较其构成差异。百分条图、圆图或饼图可以统称为构成图。

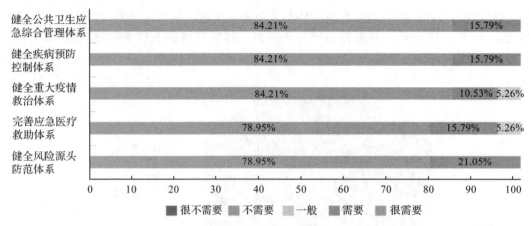

图 2-15　某省健全体系的需要程度百分条图

　　彩图 2-15

（15）直条图（bar graph）：也称条图或棒图，是以等宽直条的高度表示相互独立的资料的指标大小，如图 2-16 所示。一般纵轴表示统计指标，用绝对数和相对数均可；横轴表示分组标志的变量。在一幅图中有多个分组因素时，需加上图例。直条图主要是用于比较各组相互独立统计指标的大小。直条尺度必须从 0 开始，且等距，否则会改变对比组的比例关系。各直条的宽度相等，间隔一般与直条等宽或为其一半。

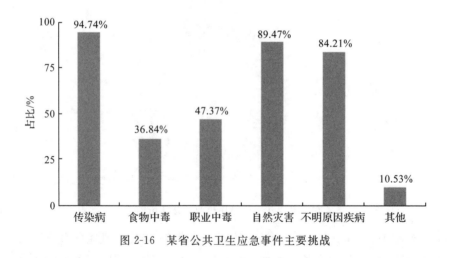

图 2-16　某省公共卫生应急事件主要挑战

（16）关系图（inter-relationship diagraph）：又称关联图，用连线来表示事物相互关系，是用来分析事物之间"原因与结果""目的与手段"等复杂关系的一种图表，它能够帮助人们从事物之间的逻辑关系中寻找出解决问题的办法。制作关系图，首先要厘清涉及事件的人物，然后要确定人物与人物、人物与事件之间的关系，最后人物与关系进行匹配。制作时需要注意的事项有：①使用不同的图形、颜色、连线区分不同的人物或事件关系；②在布局上同等关系尽量排列位置一致，次级关系对应不同的位置排列；③连线需要分明，尽量不要使图形遮挡连线，造成视觉上的混乱；④在颜色使用上采用饱和度低的颜色，避免视觉冲击较大的颜色同时出现。

　　此外,还有一些与统计方法关系紧密的统计图,如生存分析中的生存曲线图、Meta 分析的森林图和倒漏斗图、序贯分析的检验区域图、诊断试验的 ROC 曲线图、时间序列分析的序列图、趋势面分析的等高线图、判别分析的类别分布图、聚类分析的谱系图、空间统计分析的Kriging 内插生成的预测图等特殊分析图,一般需结合相应的统计方法来应用。

　　通常,不同统计图的使用范围不同,表达的含义也不一样,需要根据具体目的来选用统计图。常用统计图可以按图 2-17 进行分类。

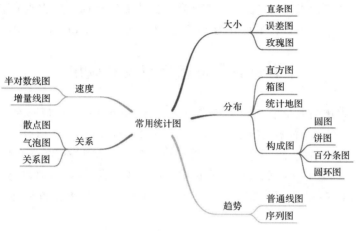

图 2-17　常用统计图的类型

第三章 统计描述

统计描述包括统计表、统计图和统计指标。统计描述指标需要根据资料的分布类型来选择。计量资料的常见分布类型可分为正态分布(normal distribution)及偏态分布。

第一节 正态分布及其应用

正态分布是由德国数学家和天文学家 Abraham de Moivre 于 1733 年求二项分布的渐近公式时首次提出来的,而德国数学家 C. F. Gauss(1777—1855)在研究天文学测量误差时率先提出了正态分布曲线,故正态分布又叫 Gauss 分布。在 1989 年至 2001 年间流通的德国 10 马克纸币上印着 Gauss 的肖像以及正态分布的概率密度函数曲线。法国数学家 P. S. Laplace(1749—1827)和 Gauss 都研究了正态分布的性质。正态分布是许多统计方法的理论基础。

一、正态分布图示

正态分布曲线是在均数处频数最多,以均数为中心,左右完全对称的一条钟形曲线。正态分布曲线的图形具有以下特征(图 3-1):①集中性。正态分布曲线的高峰位于正中央,即均数所在的位置。②对称性。正态分布曲线以均数 μ 为中心,左右对称,曲线两端永远不与横轴相交。③均匀变动性。正态分布曲线由均数所在处开始,分别向左右两侧下降。④正态分布曲线在 $\mu\pm\sigma$ 处有拐点。正态分布曲线与横轴间的总面积等于 1,也就是说,概率密度函数曲线从负无穷到正无穷的积分为 1,即频率的总和为 100%。

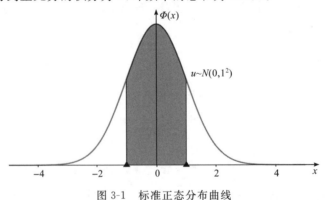

图 3-1 标准正态分布曲线

二、正态分布的概率密度函数

正态分布的概率密度函数为:

$$f(x)=\frac{1}{\sqrt{2\pi}\sigma}e^{-\frac{(x-\mu)^2}{2\sigma^2}}$$

(3-1)

式中，μ 为均数，亦称数学期望，σ 为标准差。

若随机变量 x 服从一个均数为 μ、方差为 σ^2 的正态分布，常记为 $x \sim N(\mu, \sigma^2)$，其中均数 μ 和标准差 σ 是正态分布的两个参数。为了便于描述和应用，常将服从正态分布的随机变量 x 作数据转换，设 $u = \dfrac{x - \mu}{\sigma}$，则将正态分布变换为标准正态分布（standard normal distribution），u 值又称为标准正态变量或标准正态离差（standard normal deviate），记为 $u \sim N(0, 1^2)$。

三、正态分布的性质

（1）正态分布以均数 μ 为中心，左右对称。

（2）正态分布有 μ 和 σ 两个参数。μ 为位置参数，σ 是变异度参数，当 σ 恒定时，μ 越大，曲线越向横轴右方移动；μ 越小，则曲线越向左方移动。当 μ 一定时，σ 越大，表示数据越分散，曲线越低平；σ 越小，表示数据越集中，曲线越陡峭。

（3）正态分布曲线下的面积分布规律。在正态分布曲线下，x 轴上 $\mu \pm \sigma$ 之间的面积占总面积的 68.27%，$\mu \pm 1.96\sigma$ 之间的面积占总面积的 95.00%，$\mu \pm 2.58\sigma$ 之间的面积占总面积的 99.00%。注：标准正态分布曲线临界值表见附表 1。

四、正态分布的应用

许多医学现象，如同质群体的身高、红细胞数、血红蛋白量，以及实验中的随机误差，呈现为正态或近似正态分布；有些指标虽服从偏态分布，但经数据转换后的新变量可服从正态或近似正态分布，可按正态分布规律处理。其中，经对数转换后服从正态分布的资料，被称为服从对数正态分布资料。正态分布的具体应用主要如下：

1. 估计频数分布

一个服从正态分布的变量如果已知其均数与标准差，就可根据正态分布标准化的方法估计任意取值范围内的频数比例，可以估计观察值落到该区域的概率。

2. 制定临床参考值范围

临床参考值范围是指特定人群的解剖、生理、生化等指标的波动范围。所谓特定人群，是指排除了影响所研究指标的疾病和有关因素的同质人群。在制定参考值范围时，首先要保证样本含量足够大，其次需要选定适当的百分界值，如 80%，90%，95% 和 99%，常用 95%，然后根据指标的临床意义确定单侧还是双侧，如白细胞计数过高过低皆属不正常，须确定双侧界值，又如肝功能中转氨酶过高属不正常，须确定单侧上界，再如肺活量过低属不正常，须确定单侧下界。最后，还要根据资料的分布特点，选用恰当的估计方法。如果资料服从正态分布或近似正态分布，则使用正态近似法；如果资料服从偏态分布，则使用百分位数法。

（1）正态分布法：适用于服从正态分布或近似正态分布的指标，以及通过转换后服从正态分布的指标。下面以 95% 临床参考值范围为例来介绍其估计方法。

1）指标过高过低为异常，采用双侧，表达式为：$\bar{x} \pm 1.96s$；

2）指标过高为异常，采用单侧，表达式为：$0 \sim \bar{x} + 1.645s$；

3）指标过低为异常，采用单侧，表达式为：$\bar{x} - 1.645s \sim +\infty$。

（2）百分位数法：常用于偏态分布的指标。下面以 95% 临床参考值范围为例来介绍其估计方法。

1）指标过高过低为异常，采用双侧，表达式为：$p_{2.5}\sim p_{97.5}$；

2）指标过高为异常，采用单侧，表达式为：$0\sim p_{95}$；

3）指标过低为异常，采用单侧，表达式为：$p_5\sim+\infty$。

如 COVID-19 潜伏期的 95％参考值范围，由于资料服从偏态分布，可以采用 $p_{2.5}\sim p_{97.5}$ 来估计。

3.质量控制

在正常情况下测量或实验误差服从正态分布，为了控制实验中的测量或实验误差，常以 $\bar{x}\pm 2s$ 作为上、下警戒值，以 $\bar{x}\pm 3s$ 作为上、下控制值。

4.正态分布是许多统计方法的理论基础

t 检验、方差分析、Pearson 相关和回归分析等多种统计方法均要求分析的指标服从正态分布。许多统计方法虽然不要求分析指标服从正态分布，但相应的统计量在大样本时近似服务正态分布，因而大样本时这些统计推断方法也是以正态分布为理论基础的。

第二节　计量资料的统计描述

计量资料是指按照某种特定方法测量得到的资料，一般带有单位。计量资料统计描述常用频数分布表、直方图和统计指标来进行。表 3-1 描述某传染病患者的年龄分布情况，病例主要分布在 60 周岁及以上组，其次是"10～"周岁组，最低是"20～"周岁组；图 3-2 和图 3-3 分别以 1 天和 7 天为单位进行制作，均描述了不同日期麻疹发病患者的分布情况，比较两者可以看出图 3-2 效果较好，能更详细地反映出麻疹发病情况。此外，计量资料的分布还可以进一步从集中趋势和离散趋势两方面来描述。

表 3-1　某传染病患者的年龄频数分布表

年龄/周岁	病例数	构成比/％
0～	12	17.91
10～	19	28.36
20～	9	13.43
60～	27	40.30
合计	67	100.00

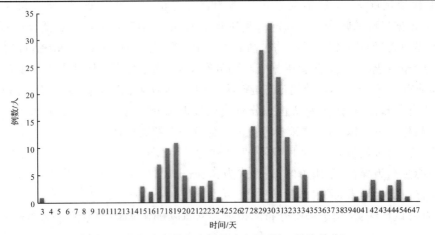

图 3-2　某起麻疹暴发病例的直方图（以 1 天为单位）

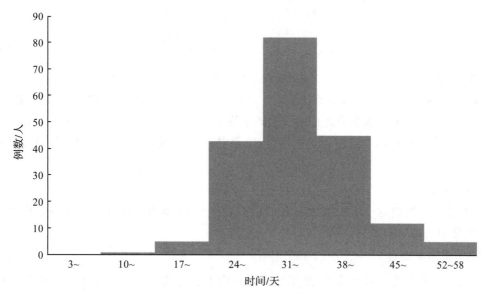

图 3-3　某起麻疹暴发病例的直方图(以 7 天为单位)

一、集中趋势

计量资料的集中趋势采用平均数(average)来描述。平均数是表示一组同质计量资料的平均水平或中心位置的指标。常用平均数有算术平均数(arithmetic mean)、中位数(median)、几何平均数(geometrical mean)、众数(mode)和调和平均数(harmonic mean)。

(一)算术平均数

算术平均数简称均数,表示一组同质计量资料的平均水平或中心位置的指标。样本均数采用 $\overline{x}$ 表示,总体均数采用 μ 表示。算术平均数的适用条件是正态分布或近似正态分布资料。其计算公式为:

$$\overline{x} = \frac{x_1 + x_2 + \cdots + x_n}{n} = \frac{\sum\limits_{i=1}^{n} x_i}{n} \tag{3-2}$$

(二) 中位数

一组资料按大小进行排序,位次居中的数就是中位数。中位数表示一组同质计量资料的平均水平或中心位置的指标。中位数采用 M 表示。当样本含量是偶数时,中位数是中间 2 个数的平均数;当样本含量是奇数时,中间的数就是中位数。中位数由中间 1 个数或 2 个数计算得到,所以中位数比较稳定,不受两端特异值的影响。如 COVID-19 平均潜伏期不会受个别患者潜伏期比较大的影响,如某患者潜伏期为 24 天。

中位数适用于任何分布类型资料,但是当资料出现以下一种或一种以上情况时,需要采用中位数:① 偏态分布资料;② 有异常点资料;③ 开口资料;④ 分布类型不明确资料。

(三) 几何平均数

几何平均数简称几何均数,表示一组同质计量资料的平均水平或中心位置的指标。几何均数采用 G 表示。适用条件:等比数列资料或数据之间大小相差比较悬殊的资料。其计算公式为：

$$G = \sqrt[n]{x_1 \times x_2 \times \cdots \times x_n} = \sqrt[n]{\prod_{i=1}^{n} x_i} \qquad (3-3)$$

【例 3-1】 求 10、100、1000、10000、100000 的平均数。

解　根据公式 3-2，可以计算得到 $\bar{x} = 22222$，介于 1 万与 10 万之间，但不是中心位置，所以不能使用算术平均数来描述这组数据的平均水平。

根据公式 3-3，可以计算得到 $G = 1000$，位于中心位置，所以几何均数可以描述这组数据的平均水平。

（四）众数

众数是在一组数据中出现次数最多的数据，是一组数据中的原数据，而不是相应的频数。众数特别适用于离散型计量资料。

（五）调和平均数

调和平均数又称倒数平均数，是变量倒数的算术平均数的倒数。调和平均数常用 H 表示。计算公式为：

$$H = \frac{n}{\sum\limits_{i=1}^{n} \frac{1}{x_i}} \qquad (3-4)$$

二、离散趋势

离散趋势是表示一组同质计量资料的波动程度或离散水平的定量指标。常用的描述离散趋势的指标有极差（range）、四分位数间距（inter-quartile-range，IQR 或 Q_R）、方差（variance）、标准差（standard deviation）和变异系数（coefficient of variation）等。

（一）极差

极差是一组同质计量资料的最大值与最小值之差，表示一组同质计量资料的波动程度或离散水平。极差适用于任何分布类型计量资料，但是由于极差只考虑首尾 2 个数的大小，其稳定性比较差，故很少使用。

（二）四分位数间距

四分位数间距是上四分位数与下四分位数之差，其计算公式为：

$$IQR = p_{75} - p_{25} \qquad (3-5)$$

式中，p_{75} 和 p_{25} 分别表示第 75 百分位数和第 25 百分位数，也分别称为上四分位数 Q_U 与下四分位数 Q_L。

四分位数间距表示一组同质计量资料的波动程度或离散水平。四分位数间距是中间一半观测值的极差，它是一个点值，而不是一个区间，其值越大，表示数据越分散。四分位数间距适用于任何分布类型资料，但是由于正态分布资料有更优的指标可以使用，所以四分位数间距常用于偏态分布资料离散趋势的描述。

（三）方差

方差表示一组同质计量资料的波动程度或离散水平。方差表示一组数据的离均差平方和除以自由度。方差单位是原单位的平方。总体方差 σ^2 和样本方差 s^2 计算公式分别为：

$$\sigma^2 = \frac{\sum\limits_{i=1}^{n}(x_i - \mu)^2}{n} \tag{3-6}$$

$$s^2 = \frac{\sum\limits_{i=1}^{n}(x_i - \overline{x})^2}{n-1} \tag{3-7}$$

方差适用于正态分布资料。

（四）标准差

标准差表示一组同质计量资料的波动程度或离散水平。标准差是方差的平方根，总体标准差 σ 和样本标准差 s 的计算公式分别为：

$$\sigma = \sqrt{\frac{\sum\limits_{i=1}^{n}(x_i - \mu)^2}{n}} \tag{3-8}$$

$$s = \sqrt{\frac{\sum\limits_{i=1}^{n}(x_i - \overline{x})^2}{n-1}} \tag{3-9}$$

标准差适用于正态分布资料。标准差既考虑了每个观测值的大小，其单位又与原单位相同，所以标准差用于描述正态分布资料的离散趋势优于四分位数间距，也就是说，正态分布资料的离散程度指标使用标准差，偏态分布资料的离散程度使用四分位数间距。

（五）变异系数

当两组或两组以上计量资料的离散程度进行比较时，可以使用变异系数（CV）来描述。变异系数表示一定平均数基础上的变异程度，变异系数消除了比较组之间资料的量纲不同的影响。正态分布和偏态分布资料的变异系数计算公式分别为：

$$CV = \frac{s}{\overline{x}} \times 100\% \tag{3-10}$$

$$CV = \frac{IQR}{M} \times 100\% \tag{3-11}$$

变异系数适用条件：①量纲不同的正态分布计量资料进行比较；②组间的均数相差比较悬殊的资料。

三、计量资料的综合描述

对计量资料进行综合描述，如果资料服从正态分布，则采用 $\overline{x} \pm s$ 表示；如果资料服从偏态分布，则采用 $M(IQR)$ 或 $M(Q_R)$ 表示。

【例 3-2】发表在《新英格兰医学杂志》上的一篇关于瑞德西韦用于重度 COVID-19 患者的论文，其中，统计描述见表 3-2。

在表 3-2 中，患者的基线人口学和临床特征中患者年龄采用 $M(IQR)$，但是 IQR 写成区间，这是错误的，IQR 应该改为点值，如有创通气组患者年龄为 67（16）岁，无创氧支持组患者年龄是 53（27）岁。

表 3-2　患者的基线人口学和临床特征

特征	有创通气(n=34)	无创氧支持(n=19)	合计(n=53)
年龄 $M(IQR)$/岁	67 (56~72)	53 (41~68)	64 (48~71)
年龄段—$n(\%)$			
<50 岁	6 (18)	8 (42)	14 (26)
50~<70 岁	14 (41)	7 (37)	21 (40)
≥70 岁	14 (41)	4 (21)	18 (34)
男性—$n(\%)$	27 (79)	13 (68)	40 (75)
区域—$n(\%)$			
美国	14 (41)	8 (42)	22 (42)
日本	8 (24)	1 (5)	9 (17)
欧洲或加拿大	12 (35)	10 (53)	22 (42)
氧支持类别—$n(\%)$			
有创通气	34 (100)	—	34 (64)
有创机械通气	30 (88)	—	30 (57)
体外膜肺氧合	4 (12)	—	4 (8)
无创氧支持	—	19 (100)	19 (36)
无创正压通气	—	2 (11)	2 (4)
高流量氧	—	5 (26)	5 (9)
低流量氧	—	10 (53)	10 (19)
环境空气	—	2 (11)	2 (4)
瑞德西韦治疗前症状的持续时间 $M(IQR)$/天	11 (8~15)	13 (10~14)	12 (9~15)
共存疾病情况—$n(\%)$			
任何情况	25 (74)	11 (58)	36 (68)
高血压	9 (26)	4 (21)	13 (25)
糖尿病	8 (24)	1 (5)	9 (17)
高脂血症	6 (18)	0	6 (11)
哮喘	5 (15)	1 (5)	6 (11)
实验室数据 $M(IQR)$			
谷丙转氨酶/(IU/L)	48 (31~79)	27 (20~45)	37 (25~61)
谷草转氨酶/(IU/L)	39 (30~76)	35 (28~46)	36 (29~67)
肌酐/(mg/dL)	0.90 (0.66~1.17)	0.79 (0.63~1.00)	0.89 (0.64~1.08)

来源:Grein J, Ohmagari N, Shin D, et al. Compassionate use of remdesivir for patients with severe COVID-19[J]. New England Journal of Medicine, 2020,382(24):2327-2336.

第三节　分类资料的统计描述

　　分类资料的统计描述包括统计图表和统计指标。采用频数分布表描述分类资料分布情况,如表 3-3 所示;同时,常用直方图、构成图(圆图、饼图或百分条图)等统计图从可视化角度进行描述,图 3-4 描述 2021 年第 14~30 周流感疫情地区分布情况。分类资料的统计指标是相对数。

表 3-3 2021 年第 14～30 周流感疫情地区分布情况

省份	暴发疫情/起	构成比/%
湖南	45	18.44
山东	35	14.34
广西	24	9.84
甘肃	22	9.02
广东	20	8.20
福建	16	6.56
云南	10	4.10
内蒙古	8	3.28
贵州	7	2.87
江苏	7	2.87
山西	7	2.87
重庆	7	2.87
河南	6	2.46
四川	5	2.05
湖北	4	1.64
江西	3	1.23
宁夏	3	1.23
青海	3	1.23
浙江	3	1.23
上海	2	0.82
西藏	2	0.82
北京	1	0.41
海南	1	0.41
辽宁	1	0.41
陕西	1	0.41
天津	1	0.41

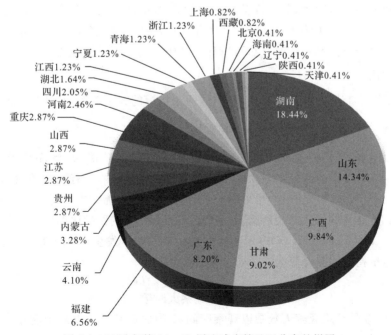

图 3-4 2021 年第 14～30 周流感疫情地区分布的饼图

【例 3-3】假如甲、乙两个地区某传染病的发病例数分别是 10 例和 2 例,试问:甲地区该传染病的流行程度是否比乙地区强?

答案是否定的,因为传染病的流行强度与人口数有关。假如两个地区的人口都是 10 万,那么甲地区该传染病的发病率是 10/10 万,乙地区是 2/10 万,由此才能说明甲地区该传染病的流行程度比乙地区强,其中"发病 10 例""2 例""人口数 10 万"这些均是绝对数,而由此计算得到的"10/10 万""2/10 万"是相对数。从这个实例可以看出,相对数便于进行组间相互比较。绝对数只表示事物的规模或水平。

一、相对数

描述分类资料时需要采用相对数,相对数是两个有联系的指标之比。相对数分率(rate)、构成比(constitute ratio)和相对比(relative ratio)。

(一)率

率表示某事件发生的频度的大小,是某事件实际发生数与可能发生总数的比。率的计算公式为:

$$率 = \frac{某事件实际发生数}{该事件可能发生数总和} \times k \tag{3-12}$$

式中,k 为比例基数,比例基数常用的有%,‰,1/万或 1/10 万等。确定比例基数的方法是使最后得到的结果保留 1~2 位整数。例如,计算得到的率是 0.0048,我们可以表示为 0.48%,4.8‰,48/万,根据比例基数的确定方法,最后可以采用 4.8‰或 48/万。在疫情统计中,率的指标很多,如继发率、病死率、感染率、治愈率和有效率等。

(二)构成比

构成比是表示事物内部各组成部分所占的比重或分布。各部分构成比总和为 1,其中一部分的构成比变小或者变大,其他部分的构成比之和随着变大或变小。构成比可以用构成图来表达。例如,表 3-3 中构成比描述 2021 年第 14~30 周流感暴发报告疫情地区分布情况;又如某地传染病患者的性别构成,可以计算其中不同性别的构成比。

(三)相对比

相对比是两个有联系的指标之比,说明这两个指标的大小关系,其计算公式是:

$$相对比 = \frac{A}{B} \tag{3-13}$$

如果 A 大于或等于 B,则采用倍数表示,说明 A 是 B 的几倍;如果 A 小于 B,则采用百分比表示,说明 A 是 B 的百分之多少。相对比中分子与分母两个有联系的指标可以是绝对数,也可以是相对数,可以是参数,也可以是统计量。在疫情统计中,某传染病暴露因素的相对危险度 RR 值、传染病发病的性别比、卫生资源配置评价中的医护比都是相对比指标。

发病密度(incidence density)表示某疾病在一定人时下发生的人次数,是反映疾病发病强度的一个定量指标。其计算公式为:

$$发病密度 = \frac{观察期间发病例数}{观察人时数} \times k \tag{3-14}$$

式中,观察人时数是平均观察人数乘以观察时间,k 为比例基数。发病密度相当于一个相对比的指标,并不是以上严格意义上的率,在队列研究中特别有用。

二、使用相对数的注意事项

（1）相对数由分子和分母组合计算得到，所以在使用过程中应该搞清楚分子和分母分别是什么指标。

（2）需要搞清率和比的区别，不能以比代率来进行分析。很常见的两个指标：发病率和患病率。发病率是在某一段时期内新发病例数除以可能发病的人数，分子的新发病例数是发病的人次数，所以理论上可能大于100%，不是严格意义上的率；患病率是在某一段时期内或某时点上某地区患病人数除以检查人口数，再乘以比例基数得到，所以患病率是一个率的指标。

（3）使用相对数要求样本含量足够大。如果样本含量不大，则采用绝对数进行表达即可，因小样本得到的相对数稳定性比较差。

（4）根据样本数据得到的相对数进行推断时，应该考虑抽样误差，也就是说，需要进行参数估计和假设检验。

第四节　变量之间关系的描述

事物之间是普遍联系的，变量之间的关系是普遍存在的。描述变量之间相关性的统计图采用相关图。相关图是研究相关关系的直观工具。一般在进行定量分析之前，可利用相关图对现象之间存在的相关关系的方向、形式和密切程度进行大致的判断。相关图又称散点图或散布图，它是以直角坐标系的横轴代表变量 x，纵轴代表变量 y，将两个变量间相对应的变量值用坐标点的形式描绘出来，用来反映两变量之间相关关系的图形。变量之间的相关关系可以简单分为4种表现形式：线性正相关、线性负相关、非线性相关和不相关。图3-5表示5～19岁儿童青少年肥胖率与成人肥胖率之间呈线性正相关关系。从相关图图形上各点的分散程度即可判断两变量间关系的密切程度。

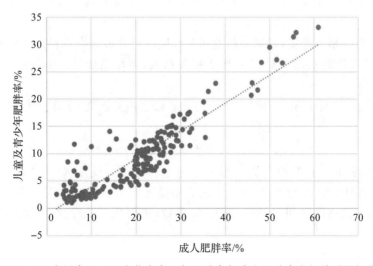

图3-5　192个国家5～19岁儿童青少年肥胖率与成人肥胖率之间关系的相关图

一、相关系数

相关表和相关图可反映两个变量之间的相互关系及其相关方向,但无法确切地表明两个变量之间相关的程度。英国统计学家 Karl Pearson 提出了统计指标——相关系数。相关系数是用以反映变量之间相关关系密切程度和方向的统计指标。Pearson 相关系数是按积差方法计算,同样以两变量与各自平均值的离差为基础,两个离差相乘来反映两变量之间的相关程度。

依据相关现象之间的不同特征,其统计指标的名称有所不同。如将反映两变量间线性相关关系的统计指标称为相关系数,相关系数的平方称为判定系数或决定系数;反映两变量间曲线相关关系的统计指标是非线性相关系数、非线性判定系数;反映多元线性相关关系的统计指标是复相关系数、复判定系数等。相关关系是一种非确定性关系,相关系数是研究变量之间线性相关程度的定量指标。根据研究对象的不同,常用的相关系数如下。

(1)简单相关系数(simple correlation coefficient):又叫 Pearson 相关系数或线性相关系数,是用来度量变量间线性关系的定量指标。一般总体相关系数用字母 ρ 表示,样本相关系数采用 r 表示。Pearson 相关分析适用于双变量正态分布资料。

(2)复相关系数(complex correlation coefficient):又叫多重相关系数。复相关系数是指因变量与多个自变量之间的相关关系。

(3)典型相关系数(canonical correlation coefficient):先对原来各组变量进行主成分分析,得到新的呈线性关系的综合指标,再计算综合指标之间的线性相关系数来研究原各组变量间的相关关系。

(4)Spearman 相关系数:是以 Charles Edward Spearman 命名的 Spearman 等级相关系数。参数用希腊字母 ρ_s 表示,统计量用 r_s 表示。Spearman 相关系数是衡量两个变量的依赖性的非参数指标。它利用单调方程评价两个统计变量的相关性。Spearman 相关系数取值范围为 $[-1,1]$,绝对值越大,说明相关性越强。负值表示负相关,正值表示正相关。Spearman 相关系数适用范围:①非双变量正态分布计量资料;②计量资料与等级资料;③双变量等级资料。

(5)列联分析的相关程度:列联分析的相关程度用于分析分类资料之间的相关程度。列联分析中表示相关性的指标主要有 3 个:ϕ 相关系数、列联系数(contingency coefficient)和 Cramer's V 系数。

1)ϕ 相关系数:简称 ϕ 系数,描述 2×2 列联表数据相关程度,计算公式为:

$$\phi=\sqrt{\frac{\chi^2}{n}}=\frac{|ad-bc|}{(a+b)(c+d)(a+c)(b+d)} \tag{3-15}$$

当 $\phi=1$ 时,表示变量 X 与 Y 完全相关,当 $\phi=0$ 时,表示变量 X,Y 之间相互独立。ϕ 系数越接近于 1,表明变量 X 与 Y 越相关;ϕ 系数越接近于 0,表明变量 X 与 Y 越不相关。

2)列联系数,又称列联相关系数,简称 C 系数,主要用于大于 2×2 的列联表,计算公式为:

$$C=\sqrt{\frac{\chi^2}{\chi^2+n}} \tag{3-16}$$

当列联表中的两个变量相互独立时,系数 $C=0$,但不可能大于 1。C 系数可能的最大值依赖于列联表的行数和列数,且随着行数(R)和列数(C)的增大而增大。因此,根据不同的行和列的列联系数不便于比较,除非两个列联表中行数和列数一致,这是列联系数的局限性。但由于其计算简便,且对总体的分布没有任何要求,所以列联系数仍不失为一种适应性较广的测度值。

3)Cramer's V 系数,简称 V 系数,主要用于大于 2×2 的列联表,计算公式为:

$$V=\sqrt{\frac{\chi^2}{n\times\min[(R-1),(C-1)]}} \tag{3-17}$$

当 $V=0$ 时,两个变量相互独立;当 $V=1$ 时,两个变量完全相关。如果列联表中有一维为 2,即 $\min[(R-1),(C-1)]=1$,则 $V=\phi$。

二、数学模型

当研究因变量与自变量之间的因果关系时,一般采用回归模型进行描述。如果因变量是计量资料,且因变量与自变量之间呈线性关系,则考虑采用线性回归模型;若因变量是分类资料,则考虑采用 Logistics 回归模型;如果发生事件是二分类的,且事件间相互独立,服从 Poisson 分布,则采用 Poisson 回归模型;如果发生事件是二分类的,且事件之间是非独立的,则采用负二项分布回归模型;如果因变量与自变量均是分类资料,则采用对数线性模型;如果是随访资料研究,有生存时间和二分类结局变量,则采用 Cox 回归模型。COVID-19 感染疫情的发生是非独立的,宜用负二项分布回归模型进行描述。

指数函数 $y=a^x$,其中 a 为常数,且 $a>0$,$a\neq1$,函数的定义域是 $\mathbf{R}$。注意,在指数函数的定义表达式中,在 a^x 前的系数必须是数 1,自变量 x 必须在指数的位置上,且不能是 x 的其他任何表达式,否则,就不是指数函数。指数函数是传染病疫情模型拟合中常用的数学模型之一。

第五节 基本再生数、有效再生数、二代发病率和群体免疫

传染病传染过程是指病原体进入宿主机体后,与机体相互作用、相互斗争,以及传染发生、发展,甚至结束的整个过程。病原体(pathogen)是指能够引起宿主生病的各类生物,包括细菌、病毒、立克次体、衣原体、支原体、真菌、螺旋体和朊病毒等各种微生物与寄生虫等。病原体侵入宿主机体后能否致病,取决于病原体的特征、数量、侵入的渠道以及在机体内的定位。虽然不同类型的病原体各有其不同的特性,但在致病方面却存在共同的特征。与致病相关的主要特征包括致病力(pathogenicity)、毒力(virulence)、抗原性(antigenicity)和传染力(infectivity)。致病力指病原体侵入宿主后引起临床疾病的能力。致病力受到宿主和病原体两方面诸多因素的影响,一般认为,在病原体方面主要取决于病原体在体内的繁殖速度、组织损伤的程度,以及病原体产生毒素的毒性。毒力指病原体感染机体后引起严重病变的能力。毒力与致病力的差别在于毒力强调的是疾病的严重程度,可用病死率和重症病例比例来表示毒力的大小。抗原性、致免疫性或免疫原性(immunogenicity)指病原体的抗原作用于 T 淋巴细胞、B 淋巴细胞的抗原识别受体(T 细胞受体、B 细胞受体),促使其增殖、分化,并产生免疫效应物质(特异性抗体和致敏淋巴细胞)的特性。传染力是指病原体引起易

感宿主发生感染的能力,传染力的大小除了可以通过二代发病率进行评价外,还可以用基本再生数(basic reproduction number,简记 R_0,读音为 R-naught)、有效再生数(effective reproduction number,R_t)和通过引发感染所需的最小病原体的数量来衡量。不同病原体的传染力有很大的差异,如麻疹的传染力较强,而麻风的传染力相对较弱。

一、基本再生数

(一)定义

基本再生数(R_0)也称基本传染数,是衡量病原体传染性(contagiousness)强弱的一个指标,是指在传染病暴发初期,所有人都没有免疫的时候,一个被感染者平均可以直接传染多少人。可以理解为:在没有干预的情况下,在一个全部是易感人群的环境中,平均一个感染者可以传染的人数。

(二)基本再生数的应用

基本再生数(R_0)主要用于评价传播强度。$R_0 > 1$,表示传染病会流行,迅速传播开,如果不防控,就会呈指数级增长;$R_0 = 1$,表示传染病是地方性的(endemic),可控的,与人群长期存在;而只有当 $R_0 < 1$ 时,传染病才会因为无法传播开而逐渐消失。

(三)基本再生数的计算方法

(1)直接法:就是在明确一代病例和二代病例的基础上,直接用二代病例数除以一代病例数。这种方法需要严密的调查,明确病例之间的关系。

(2)数理法:是通过数理模型模拟疫情的发展,再通过模拟的数据计算出 R_0。理论上来说,只要参数足够精确,数学模型可以比较好地拟合疫情发展过程。传染病传播动力学模型(SIR、SEIR 等)是常用的数理模型。

(3)统计模型法:以概率论为基础,利用疾病的流行曲线对 R_0 进行估计。因该方法基于实际的病例数据,许多研究都利用这种方法计算 R_0。统计模型计算方法,可以用 R 软件对 R_0 进行估计,如 R_0 程序包。

二、有效再生数

(一)定义

有效再生数(R_t)是指在传染病传播发展过程中,t 时刻一个病人平均能感染的人数。

(二)有效再生数(R_t)的应用

有效再生数常用于传染病防控效果的评价。在其他条件不变的情况下,随着有效防控措施的实施,有效再生数会降低。有效再生数在一定程度上可反映防控实施的效果。有效再生数是制定传染病防控指南或公共卫生政策的参考依据。动态观察有效再生数,政府部门可以调整防控措施。所谓控制传染病,就是要通过各种措施使有效再生数降到 1 以下。可以通过防控措施使有效再生数小于 1,甚至达到一个非常低的水平,以此来评价政府采用的防控措施是否有效。

(三)有效再生数(R_t)的影响因素

有效再生数(R_t)的影响因素主要有:①防控干预手段,如政府对新冠疫情、SARS 采取的各种防控措施,如戴口罩、保持社交距离、医学观察、健康二维码管理等;②易感者发病或病死者数量。

(四)有效再生数(R_t)的计算

有效再生数(R_t)可采用 Monte Carlo 方法进行估计。Monte Carlo 方法是为了能够通过多次独立抽样实验估计 R_t 的 95% 可信区间,从确诊人数的时间序列,反向推导出现症状人数的时间序列。

三、二代发病率

二代发病率也称续发率,是指易感者在接触病毒感染者后在一定时间内受到感染的概率,是反映病毒传染力强弱的指标之一。二代发病率是指第一例传染病患者出现后,在一定观察期内特定人群中接触者继发该病的百分率,其计算公式为:

$$二代发病率=\frac{一个潜伏期内易感接触者中发病人数}{易感接触者总人数}\times100\% \tag{3-18}$$

其中,观察期视疾病的最短和最长潜伏期而定。二代病例,亦称续发病例,是指在特定人群中第一个病例出现后,在该病最短与最长潜伏期之间出现的病例。某市疾病预防与控制中心等机构的公共卫生专家在 *The Lancet Infectious Diseases* 上发表的回顾性队列研究结果表明:某传染病疫情暴发之初该市家庭内的二代发病率为 15.6%(95%CI:15.2%～16.0%),60岁及以上人群感染风险最高。

四、群体免疫

人群作为一个群体对传染病的易感程度称为人群易感性(herd susceptibility)。人群易感性的高低取决于该人群中易感个体所占比例。与之相反的是群体免疫(herd immunity)。

1. 群体免疫的定义

群体免疫是指人群对传染病病原体的侵入和传播的抵抗力,可从人群中有免疫力的人口占总人口的比例来反映。如果人群中有足够多的免疫个体,对易感者与感染者接触可以起到阻挡作用,即形成免疫屏障,使易感者感染的概率大大降低,从而阻断传染病的流行。另外,由于易感者比例相对较小,即使发生流行,其规模也较小。群体免疫力在传染病流行中有重要的影响,可以通过预防接种来提高人群的免疫水平。

群体免疫水平高,表示群体中对传染病病原体的侵入和传播具有抵抗力的生物体比例高。疾病发生流行的可能性不仅取决于生物群体中有抵抗力的个体数,而且与生物群体中个体间接触的频率有关。如果生物群体中有 70%～80% 的个体有抵抗力,那么就不会发生大规模的暴发流行。

2. 群体免疫的影响因素

可引起群体免疫力降低的主要因素包括:①新生儿出生。出生后 6 个月以上的婴儿来自母体的抗体逐渐消失,获得性免疫尚未形成,缺乏特异性免疫,所以对许多传染病易感,使群体免疫力降低。②免疫人口免疫力自然消退。当人群病后免疫或人工免疫水平随时间逐渐消退时,群体免疫力降低。③易感人口迁入。流行区居民因隐性或显性感染而获得免疫力,但是一旦大量缺乏相应免疫力的非流行区居民迁入,则会使流行区的群体免疫力降低。④免疫人口死亡。有免疫力的人口死亡会使群体免疫力降低。

可引起群体免疫力升高的主要因素包括:①计划免疫。预防接种可提高人群对传染病的特异性免疫力,是升高群体免疫力的重要措施。预防接种必须按照程序规范实施。②传染病流行。一次传染病流行后,有相当部分人由于发病或隐性感染而获得免疫,但其免疫力持续时间因病种而异。

3. 人群中免疫比例百分比临界值的估计

人群中免疫比例百分比临界值 H 与 R_0 之间关系的公式为:

$$H = \left(1 - \frac{1}{R_0}\right) \times 100\%$$ (3-19)

【例 3-4】不同传染病的基本再生数和人群中免疫比例百分比临界值见表 3-4。

表 3-4 不同传染病的基本再生数和人群中免疫比例百分比临界值

传染病	连续区间/天	R_0	$H/\%$
疟疾	≥20	5~100	80~99
麻疹	7~16	12~18	83~94
流行性腮腺炎	8~32	4~7	75~86
百日咳	5~35	12~17	92~94
脊髓灰质炎	2~45	5~7	80~86
风疹	7~28	6~7	83~85
天花	9~45	5~7	80~85

来源:Fine P E. Herd immunity: history, theory, practice[J]. Epidemiologic Reviews, 1993,15(2): 265-302.

表 3-3 给出不同传染病的基本再生数和人群中免疫比例百分比临界值,如流行性腮腺炎,当 $R_0 = 4$ 时,代入公式 3-19,可得 $H = 75\%$;同理,当 $R_0 = 7$ 时,代入公式 3-19,可得 $H = 85.71\%$。

第四章 统计推断

在随机抽样研究中,由于个体变异的存在,由样本信息推断总体特征,需要考虑抽样误差。统计推断是统计分析重要内容之一,是指由样本信息来推断总体特征。

第一节 抽样误差及 t 分布

抽样误差是由于个体存在变异,在抽样研究中表现出来的统计量与统计量之间或者统计量与参数之间的差异。标准误(standard error)是抽样误差的定量表示。样本均数标准误($s_{\bar{x}}$和样本率标准误(s_p)的计算公式分别为:

$$s_{\bar{x}} = \frac{s}{\sqrt{n}} \tag{4-1}$$

$$s_p = \sqrt{\frac{p(1-p)}{n}} \tag{4-2}$$

根据概率论与数理统计中的中心极限定理:不管总体是否正态分布,当样本含量足够大时,从总体中随机抽取的样本均数

$$\bar{x} \sim N(\mu, \sigma_{\bar{x}}^2) \tag{4-3}$$

式中,$\sigma_{\bar{x}} = \dfrac{\sigma}{\sqrt{n}}$。将样本均数$\bar{x}$进行标准化,得到 $u = \dfrac{\bar{x} - \mu}{\sigma_{\bar{x}}} \sim N(0, 1^2)$。当 σ 未知时,用 s 代替 σ,为了区别开来,计算结果记为 t,则得到 t 值的计算公式:

$$t = \frac{\bar{x} - \mu}{s_{\bar{x}}} \tag{4-4}$$

这样,由 t 值组成的分布叫 t 分布,其中 $\nu = n - 1$ 为自由度。t 分布是以 0 为中心,左右完全对称的一簇曲线(图 4-1)。

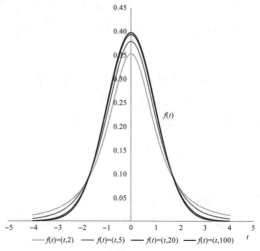

图 4-1 自由度分别是 2、5、20 和 100 的 t 分布曲线

第二节　统计推断的常用方法

统计推断包括参数估计和假设检验。参数估计是用统计量来估计参数,包括点估计和区间估计。假设检验是推断样本间的差异是否由抽样误差引起的统计推断方法,通常以统计量来命名。

一、参数估计

点估计就是用统计量直接估计参数,如 $\hat{\mu}=\bar{x}$,$\hat{\pi}=p$,这方法很简单,但是没有考虑抽样误差;区间估计是以一定可信度用统计量来估计参数所在范围,常用 95％ 可信区间(confidence interval,CI)来估计参数。

总体均数 μ 的 95％CI 的估计公式为:

$$\bar{x} \pm t_{0.05,\nu} s_{\bar{x}} \tag{4-5}$$

总体率 π 的 95％CI 的估计公式为:

$$p \pm 1.96 s_p \tag{4-6}$$

式中,$s_p = \sqrt{\dfrac{p(1-p)}{n}}$,为样本率的标准误。

注:公式 4-6 适用于 $np>5$ 且 $n(1-p)>5$ 时,否则,可以使用查表法。

二、假设检验

假设检验的理论依据是小概率事件原理。

假设检验的基本步骤如下:

(1)建立无效假设 H_0 和备择假设 H_1,给出检验水平 α。

(2)选择假设检验方法,计算统计量。

(3)查临界值表,确定 P 值。

(4)推断下结论。

假设检验的方法有很多,研究目的、资料类型、设计类型、样本含量的不同,采用的假设检验方法也不同,常用的假设检验方法有 u 检验、t 检验、方差分析、χ^2 检验和秩和检验等。

(一)t 检验

t 检验是用于推断正态分布计量资料的假设检验方法。根据资料的设计类型不同一般分单样本 t 检验、独立样本 t 检验和配对样本 t 检验。

(1)单样本 t 检验:用于推断样本均数与已知总体均数是否有差异,统计量计算公式为:

$$t = \frac{|\bar{x} - \mu|}{s_{\bar{x}}} \tag{4-7}$$

其中,自由度 $\nu = n-1$。

单样本 t 检验的应用条件:资料服从正态分布。

(2)独立样本 t 检验:用于推断完全随机设计两样本均数是否有差异,统计量计算公式为:

$$t = \frac{|\bar{x}_1 - \bar{x}_2|}{s_{\bar{x}_1 - \bar{x}_2}} \tag{4-8}$$

其中，自由度 $\nu = n_1 + n_2 - 2$。$s_{\bar{x}_1 - \bar{x}_2} = \sqrt{\dfrac{(n_1-1)s_1^2 + (n_2-1)s_2^2}{n_1 + n_2 - 2}\left(\dfrac{1}{n_1} + \dfrac{1}{n_2}\right)}$。

独立样本 t 检验应用条件：资料服从正态分布；两组资料的方差齐性；两组数据相互独立。

（3）配对样本 t 检验：用于配对设计两样本比较，统计量计算公式为：

$$t = \frac{|\bar{d}|}{s_{\bar{d}}} \tag{4-9}$$

其中，自由度 $\nu = $ 对子数 -1，$\bar{d}$ 是差值的均数，$s_{\bar{d}}$ 为差值的标准误。

配对样本 t 检验的应用条件：差值服从正态分布。

（二）方差分析

方差分析是用于推断两组或两组以上服从正态分布、方差齐性的计量资料均数是否相等的假设检验方法，根据设计类型不同可以分为完全随机设计方差分析［亦称单因素方差分析（one-way analysis of variance，one-way ANOVA）］、随机区组设计方差分析［亦称配伍组设计方差分析或双因素方差分析（two-way analysis of variance，two-way ANOVA）］、重复测量方差分析（repeated measures analysis of variance，repeated measures ANOVA）、析因设计方差分析（factorial design analysis of variance，factorial design ANOVA）、交叉设计方差分析（cross design analysis of variance，cross design ANOVA）、正交设计方差分析（orthogonal design analysis of variance，orthogonal design ANOVA）和拉丁方设计方差分析（Latin square design analysis of variance，Latin square design ANOVA）。

单因素方差分析的统计量计算公式为：

$$F = \frac{\text{MST}}{\text{MSE}} \tag{4-10}$$

式中，MST 表示组间均方，MSE 表示组内均方，$\nu_1 = k-1$，$\nu_2 = n-k$。

（三）χ^2 检验

χ^2 检验是用于推断计数资料的两组或多组之间率或构成比进行比较的假设检验方法。根据设计类型不同，可以分为完全随机设计 χ^2 检验和配对设计 χ^2 检验。

（1）对于完全随机设计 2×2 表资料，当 $n > 40$，$T > 5$ 时，采用 Pearson χ^2 检验，统计量计算公式为：

$$\chi^2 = \sum \frac{(A-T)^2}{T} \tag{4-11}$$

其中，自由度 $\nu = (R-1)(C-1)$。

当 $n > 40$，$1 < T \leqslant 5$ 时，采用 Yates 校正 χ^2 检验，统计量计算公式为：

$$\chi^2 = \sum \frac{(|A-T|-0.5)^2}{T} \tag{4-12}$$

其中，自由度 $\nu = (R-1)(C-1)$。

当 $n \leqslant 40$ 或 $T \leqslant 1$ 时，用 Fisher 确切概率法。

（2）对于配对设计四格表资料，当 $b+c > 40$ 时，采用 McNermar 检验，统计量计算公式为：

$$\chi^2 = \frac{(b-c)^2}{b+c} \tag{4-13}$$

其中，自由度 $\nu = 1$。

当 $b+c \leqslant 40$ 时,采用校对配对设计 χ^2 检验,统计量计算公式为:

$$\chi^2 = \frac{(|b-c|-1)^2}{b+c} \tag{4-14}$$

其中,自由度 $\nu = 1$。

(三) 秩和检验

秩和检验是不依赖于原始资料的分布类型,将原始资料按照大小排序、编秩次、求秩和来构造统计量的一种非参数假设检验方法。

秩和检验的特点是:① 方法简单,只要按照原始资料的大小关系或程度不同进行排序编秩次来构造统计量;② 对资料分布无任何要求;③ 确定 P 值的方法与参数统计中确定 P 值的方法不同;④ 适用于参数统计资料,若采用秩和检验,检验效能会降低。

如果资料满足以下一种或一种以上情况,就可以考虑使用秩和检验:① 半定量资料;② 开口资料;③ 偏态分布资料;④ 有特异点资料;⑤ 方差不齐的计量资料;⑥ 分布类型不明确资料。

常用秩和检验方法有单样本秩和检验、配对样本秩和检验、完全随机设计两样本比较 Wilcoxon 秩和检验、完全随机设计多样本比较 Kruskal-Wallis 检验(H 检验) 和随机区组设计 Friendman 检验(M 检验)。

第三节　　组间均衡性比较方法

在实验设计中要求遵守均衡原则,或者说在对照中要求遵守均衡原则,其含义是指实验组与对照组中除了处理因素不同之外,其他影响效应指标的非处理因素应当一致或相近。若实验组与对照组之间影响效应指标的非处理因素不一致,便无法判断处理因素在实验组与对照组之间的真正差异。如在研究疫苗的临床试验设计中,要求实验组与对照组除了处理因素不同之外,其他影响疫苗效果与安全性的非处理因素应当一致,如应检查两组研究对象的性别、年龄、基础疾病的病种、病程、病型、病情、中医证型,以及有关理化指标的基线情况是否一致。只有在实验组与对照组之间有关的非处理因素均衡性好,具有可比性的基础上,才可以对疫苗的效果及安全性进行分析评价。

均衡性的判断方法是对主要的影响效应指标的非处理因素在实验组与对照组之间逐个进行假设检验,看两组比较有无统计学意义,若得到 $P > 0.05$,则可以认为分析的非处理因素在实验组与对照组之间是均衡可比的。

对可能影响效应指标的非处理因素进行均衡性比较,常规采用组间比较的假设检验,不同的资料类型需选用不同的统计分析方法。现将几类常用的非处理因素的均衡性比较方法结合相应的统计表模式做扼要介绍。

一、计量资料

在进行均衡性比较时,若分析的非处理因素是计量资料,则根据资料的分布特征来选用 t 检验、方差分析、秩和检验或 Ridit 分析。

(1) t 检验:若只有两个比较组,并且非处理因素的资料满足正态性、方差齐性,则可以使用 t 检验。如果结果得到 $P > 0.05$,那么可以认为比较组之间非处理因素具有均衡性;否则,说明该非处理因素组间不满足均衡性。如分析实验组与对照组之间患者的年龄均衡性,如果年龄服从正态分布，两组患者年龄方差齐性，并且设计为完全随机设计，则可以整理成表 4-1，均衡性比较方法为完全随机设计 t 检验。又如患者用药前有关理化检查指标（如收缩压、舒张压、血糖、病程等）组间均衡性比较，均可采用 t 检验，患者的多个指标可以整理在同一张统计表中，如表 4-2 所示。

表 4-1　两组研究对象年龄的均衡性比较的统计表

组别	n	$\overline{x} \pm s$
实验组		
对照组		
合计		

注：$t=$ 　　，$P=$

表 4-2　两组研究对象的均衡性比较结果

指标	实验组		对照组		t	P
	n	$\overline{x} \pm s$	n	$\overline{x} \pm s$		
年龄						
病程						
⋮						

（2）方差分析：若有两个或两组以上的比较组，并且非处理因素资料满足正态性、方差齐性和独立性，则可以使用方差分析。如果结果得到 $P > 0.05$，那么可以认为比较组之间非处理因素具有均衡性；否则，说明该非处理因素组间不满足均衡性。其分析表可以整理成如表 4-3 所示。

表 4-3　两组或两组以上研究对象年龄的均衡性比较的统计表

组别	n	$\overline{x} \pm s$
实验组 1		
实验组 2		
对照组		
合计		

注：$F=$ 　　，$P=$

（3）秩和检验或 Ridit 分析：若只有两个比较组，并且非处理因素的计量资料不满足正态性或方差齐性，则可以使用 Wilcoxon 秩和检验或 Ridit 分析。如用药前患者有关症状、体征多以计分表示，属于等级资料，则可选用秩和检验或 Ridit 分析，其整理表如表 4-4 所示。

表 4-4　两组研究对象年龄的均衡性比较的统计表

组别	n	$M(IQR)$
实验组		
对照组		
合计		

注：$z=$ 　　，$P=$

二、等级资料

在进行均衡性比较时,若分析的非处理因素是等级资料,如病情,则宜采用秩和检验或 Ridit 分析。整理表可以列为如表 4-5 所示。

表 4-5　两组研究对象病情均衡性比较

组别	重	中	轻
实验组			
对照组			
合计			

注:$z =$ 　　　,$P =$

三、计数资料

在进行均衡性比较时,若分析的非处理因素是计数资料,如性别、病种、中医诊断证型等,则根据资料的分布特征来选用 Pearson χ^2 检验、连续性校正 χ^2 检验、Fisher 确切概率法和 $R \times C \chi^2$ 检验。

(1)Pearson χ^2 检验:若分析的非处理因素是二分类资料,并且样本含量 $n > 40$,$T > 5$,则可采用 Pearson χ^2 检验。其整理表如表 4-6 所示。

表 4-6　两组研究对象性别均衡性比较

组别	男	女
实验组		
对照组		
合计		

注:$\chi^2 =$ 　　　,$P =$

(2)连续性校正 χ^2 检验:若分析的非处理因素是二分类资料,并且样本含量 $n > 40$,$1 < T \leq 5$,则可采用连续性校正 χ^2 检验。其整理表如表 4-7 所示。

表 4-7　两组研究对象某基础疾病患者情况比较

组别	有	无
实验组		
对照组		
合计		

注:$\chi^2_c =$ 　　　,$P =$

(3)Fisher 确切概率法:若分析的非处理因素是二分类资料,并且样本含量 $n \leq 40$,或 $T \leq 1$,则可采用 Fisher 确切概率法,亦称直接概率法。其整理表如表 4-6、表 4-7 所示。

(4)$R \times C \chi^2$ 检验:若分析的非处理因素是无序多分类资料,并且样本含量 $n > 40$,$1 < T \leq 5$ 的格子数小于 20%,则可采用 $R \times C \chi^2$ 检验,否则可以考虑采用似然比 χ^2 检验。其整理表如表 4-8 所示。

表 4-8　　两组研究对象血型的均衡性比较

组别	A	B	O	AB
实验组				
对照组				
合计				

注：$\chi^2 = $ 　　，$P = $

以上各组间基线情况的比较分别列表表示，未免过于详细，太占篇幅，有时可以将各指标的均衡性检验结果统一整理在同一张表中，整理时可以把同一资料类型的指标排列在一起，这样看起来美观一些。关于如何列表，可结合具体情况做出选择，若用于本科生或研究生毕业设计论文、新药的申报注册或课题的研究报告，表达结果宜详细些，可分别列表；若用于投稿发表论文，则可简单行事，列一张综合表以节省版面。无论如何，提供详细的研究信息总不是坏事，这对深入了解和剖析研究数据会有帮助。

第四节　　组间差异性比较方法

如果对实验组与对照组研究对象的主要非处理因素进行均衡性检验，其结果具有均衡性，则可以直接进行实验组与对照组之间效应指标的比较，如对各组患者症状和体征计分改变情况、理化检验指标变化或综合疗效进行比较，或不同疫苗的效果进行评价等。由于资料类型、组数、样本含量不同，其假设检验方法也不一样，所以下面就按不同的资料类型、两组还是多组来作简要介绍。

一、计量资料

对于效应指标是计量资料，如 COVID-19 新药研究中患者症状、体征计分的改变值，理化检验指标的变化值或治愈者平均治愈天数等，实验组与对照组比较常用方法有 t 检验、方差分析、秩和检验或 Ridit 分析。

（一）两组资料间比较

两组计量资料比较方法的选择与设计类型有关，如果研究者采用配对设计，如给予干预措施前后的比较，那么就考虑采用配对设计 t 检验或配对设计秩和检验；如果研究者采用完全随机设计，那么就考虑使用两个独立样本的 t 检验、方差分析、Wilcoxon 秩和检验或 Ridit 分析。

（1）t 检验：当配对设计资料的差值满足正态性，即表示对配对设计资料的差值是否服从正态分布进行假设检验，其结果不拒绝无效假设，则采用配对设计 t 检验。若研究者采用完全随机设计，两组资料都满足正态性和方差齐性，则可以采用两个独立样本的 t 检验。如比较各组患者理化检验指标的变化情况，可以列成表 4-9。

表 4-9　各组患者理化检验指标的变化情况比较

指标	分组	用药前($\bar{x} \pm s$)	用药后($\bar{x} \pm s$)	差值($\bar{d} \pm s_d$)
收缩压 /mmHg	实验组			
	对照组			
舒张压 /mmHg	实验组			
	对照组			
血清总胆固醇 /(mmol/L)	实验组			
	对照组			
……	实验组			
	对照组			

如果要比较表4-9中患者某个理化检验指标用药前后的情况,则采用配对设计 t 检验;如果要推断患者某个理化检验指标实验组与对照组之间有无差别,那么先计算每个个体用药前后的差值,再对两组的差值进行两个独立样本的 t 检验。

(2)方差分析:若研究者采用完全随机设计,并且两组资料都满足正态性和方差齐性,则可采用两个独立样本的 t 检验,同时也可以使用单因素方差分析(One-way ANOVA)。换句话说,两个独立样本的 t 检验和单因素方差分析的应用条件是相同的。

(3)秩和检验或 Ridit 分析:若研究者采用完全随机设计,并且两组资料不满足正态性或方差齐性,则可以采用 Wilcoxon 秩和检验或 Ridit 分析方法。

(二)多组资料间比较

多组间定量资料比较方法的选择可以根据资料满足的条件来定,一般常用的方法有方差分析和秩和检验。

(1)方差分析:多组间定量资料比较,如果研究者采用完全随机设计,资料满足正态性和方差齐性,那么可以使用单因素方差分析;如果采用配伍组设计,那么考虑双因素方差分析(Two-way ANOVA);对需观测用药前后不同时间某检测值变化,还可以采用重复测量的方差分析。

(2)秩和检验:多组间定量资料比较,如果研究者采用完全随机设计,资料不满足正态性或方差齐性,那么可以使用完全随机设计多组比较的秩和检验方法;如果采用配伍组设计,资料不满足双因素方差分析的条件,那么可以考虑采用配伍组设计秩和检验,即 Friedman 检验。

二、分类变量资料

如果需要比较的效应指标是分类变量资料,那么在分析方法选择之前应该区分该效应指标属于有序分类变量还是无序分类变量,因两者采用的统计学方法是不同的。

(一)有序分类变量资料

对于效应指标是有序分类变量资料,如研究新药对不同病种的疗效(痊愈、显效、有效、无效)比较,实验组与对照组比较常用秩和检验或 Ridit 分析。

(1)两组资料间比较:组间比较通常使用 Wilcoxon 秩和检验或 Ridit 分析。

(2)多组资料间比较:组间比较通常采用秩和检验中的 H 检验或 Ridit 分析。

【例 4-1】为了揭示病种间的疗效差别,以便对药物的特点和适应证等进行总结,可以把整理表列为如表4-10所示。参照此表还可以进行不同证型、病情乃至不同致病细菌等方面的疗效分析与比较。

表 4-10　不同病种各组疗效情况比较

病种	用药分组	痊愈	显效	有效	无效
病种 1	实验组				
	对照组				
病种 2	实验组				
	对照组				
病种 3	实验组				
	对照组				
……	实验组				
	对照组				

对于此类资料最好不要把疗效整理成有效、无效，或痊愈、未痊愈等二分类的形式，因为有序分类变量资料的信息量比二分类资料多些。进行资料的降级处理后，资料所含的信息量会变少。

（二）无序分类变量资料

对于效应指标是无序分类变量资料，如研究新药对不同病种的疗效（有效和无效）进行比较，实验组与对照组比较方法常用 χ^2 检验。

（1）两组资料间比较：若需比较的效应指标是二分类资料，当样本含量 $n > 40$ 且 $T > 5$ 时，可采用 Pearson χ^2 检验；当样本含量 $n > 40$ 且 $1 < T \leqslant 5$ 时，可采用连续性校正 χ^2 检验；当样本含量 $n \leqslant 40$ 或 $T \leqslant 1$ 时，可采用 Fisher 确切概率法。当需比较的效应指标是无序分类资料时，可以考虑采用 $2 \times C$ χ^2 检验。

（2）多组资料间比较：若需比较的效应指标是二分类资料，当样本含量 $T > 1$，$1 < T \leqslant 5$ 的格子数小于 20% 时，则采用 $C \times 2$ χ^2 检验，否则可以考虑采用似然比 χ^2 检验。当需比较的效应指标是无序分类资料时，可以考虑采用 $R \times C$ χ^2 检验。

第五节　　两样本均数的等效性检验

在医学科学研究中，有时需要推断两种处理效果是否相近或相等。如某种检验方法（或新药）具有副作用小、价格便宜等优点，研究者希望了解该检验方法（或新药）与常规检验方法（或药物）效果是否相近或相等，以便代替原来的检验方法（或常规药物）。对于这种推断目的若采用前述的假设检验方法，即使得到 $P > \alpha$，也只能得到不拒绝 H_0，尚不能认为两者有差别的结论。因为根据假设检验的逻辑推理，只能作出拒绝或不拒绝 H_0 的推断，而不能作出接受 H_0 的结论，即便研究者把不拒绝 H_0 看作接受，勉强作出两种药物效果无差别的结论，但是在不知道 Ⅱ 型错误 β 大小的情况下，难以保证此结论的可靠性，所以推断两种处理效果是否相近或相等，必须寻求其他方法，常借助等效性检验（equivalence test）。

等效性试验（equivalence trial）包括生物等效性试验和临床等效性试验。临床等效性试验是将试验药和相应的临床已证实有效的阳性药物进行比较，检验两种药物的治疗效果是否具有等效性。在统计学上，无效假设（null hypothesis，H_0）是指药效间差异落在等效界限

(equivalence limit)之外，即 $H_0: |\mu - \mu_0| \geqslant \Delta$ 或 $|\mu_1 - \mu_2| \geqslant \Delta$。备择假设(alternative hypothesis，H_1)是指药效间差异落在等效界限之内，即 $H_1: |\mu - \mu_0| < \Delta$ 或 $|\mu_1 - \mu_2| < \Delta$。通常采用两个同时进行的单侧检验去检验无效假设，即双向单侧检验(two one-side test)。

一、适用范围

等效性检验适用于临床研究中两种疗法或两种药物是否可以相互替代，两种检验方法的结果是否相似；预防医学研究中两种预防措施是否相同或相近，两种管理手段是否等效；基础研究中实验组与对照组之间是否均衡等。

二、应用实例

例如，在一个治疗膀胱活动过度(包括尿急、尿频、尿失禁)的药物临床研究中，以 24 小时平均排尿次数的改变作为主要效应指标。在试验药物和阳性对照药物的等效性试验中，规定使用试验药物后 24 小时平均排尿减少次数为 x，在使用阳性药物 24 小时后平均排尿减少次数 y 的 ± 1.5 范围内，这时双向单侧检验为：$H_0: |x-y| \geqslant 1.5$，$H_1: |x-y| < 1.5$，或分开写成：

$H_0: x \geqslant y + 1.5$　　$H_1: x < y + 1.5$

$H_0: x \leqslant y - 1.5$　　$H_1: x > y - 1.5$

如果上述两个假设在 $\alpha = 0.025$ 水平拒绝 H_0，则 $x \in (y-1.5, y+1.5)$，即可判断两种药物等价。其检验统计量的计算公式可以参考医学统计学教材。

第六节　　相关与回归分析

辩证唯物主义认为，任何客观事物都是相互联系、相互影响和相互制约的，而不是孤立的。在医学上，疾病的发生与遗传、药物的剂量与疗效、人的体温与脉搏次数等均有一定的联系。若客观事物或现象的数量关系的密切程度用适当的统计表和统计指标表示出来，则选用相关分析的方法；若客观事物或现象的数量关系用函数形式表示出来，则选用回归分析方法。

事物数量之间存在相关关系，不一定是因果关系，也可能仅是伴随关系。例如，孪生姐妹，往往姐姐高妹妹也高，这主要与遗传因素及生活条件有关，而不能说姐姐高是妹妹高的原因。但是，如果事物之间存在因果关系，则两者必然是相关的。

一、相关性分析

如果研究的两个变量均是定量资料或有序分类变量资料，那么两者之间的相关性一般可用 Pearson 相关分析或 Spearman 相关分析；若研究的两个变量中一个是无序分类变量资料，另一个是定量资料，那么两者之间的相关性分析可以考虑采用完全随机设计两组或多组的定量资料平均水平或分布是否相同的方法，如 t 检验、方差分析或秩和检验；若研究的两个变量都是无序分类变量资料，那么两者之间的相关性分析可以考虑采用完全随机设计两组或多组的 χ^2 检验。

（一）Pearson 相关分析

Pearson 相关分析是分析两个定量资料之间关系的密切程度和方向的统计分析方法，其分析思路是先做散点图，再计算 Pearson 相关系数 r 值，然后对总体相关系数 ρ 进行参数估计和假设检验。

（1）适用范围：双变量正态分布，即当一个变量取某个定值时，另一个变量资料服从正态分布；反之亦然。

（2）结果的解释：Pearson 相关系数 r 值的绝对值大小表示密切程度；r 的符号表示方向，$r > 0$ 表示正相关，$r = 0$ 表示零相关，$r < 0$ 表示负相关。当然，下结论时还需要结合总体相关系数 ρ 的假设检验结果和样本含量的大小，当假设检验的结果和 r 值大小出现矛盾时，还得考虑决定系数 r^2 的大小来推断。

（二）Spearman 相关分析

Spearman 相关分析是分析两个变量之间相关关系的统计分析方法，常用于分析一个是定量资料而另一个是有序分类变量或两个都是有序分类变量之间关系的密切程度和方向，其分析思路是先做散点图，再计算 Spearman 相关系数 r_s，然后对总体相关系数 ρ_s 进行参数估计和假设检验。

（1）适用范围：不满足双变量正态分布的定量资料或有序分类变量资料的相关性分析。

（2）结果的解释：Spearman 相关系数 r_s 的绝对值大小表示密切程度；r_s 的符号表示方向，$r_s > 0$ 表示正相关，$r_s = 0$ 表示零相关，$r_s < 0$ 表示负相关。当然，下结论时还需结合总体相关系数 ρ_s 的假设检验结果和样本含量的大小，当假设检验的结果和 r 值大小出现矛盾时，还得考虑决定系数 r_s^2 的大小来推断。

（三）列联系数

列联系数（contingency coefficient）是分析两个无序分类变量资料之间相关性的统计指标，统计量记为 r_n，$|r_n| \leqslant 1$，参数记为 ρ_n。推断两个无序分类变量资料之间是否有统计学关联，通常使用完全随机两组或多组间比较的 Pearson χ^2 检验、连续性校正 χ^2 检验、Fisher 确切概率法或 $R \times C$ χ^2 检验，即其应用条件与无序分类变量资料差异性比较一样。对于如表 4-11 所示的资料，r_n 计算公式为：

$$r_n = \frac{ad - bc}{\sqrt{(a+b)(c+d)(a+c)(b+d)}} \tag{4-15}$$

表 4-11　　两种方法检验的结果整理

甲法	乙法		合计
	+	-	
+	a	b	$a+b$
-	c	d	$c+d$
合计	$a+c$	$b+d$	$a+b+c+d$

【例 4-2】某中医师采用两种方法检测 200 例患者的舌象，观察结果如表 4-12 所示。试分析两种检测方法的结果有无联系？

表 4-12　甲乙两种方法检测结果

甲法	乙法		合计
	+	−	
+	84	16	100
−	20	80	100
合计	104	96	200

根据表 4-12 的数据和公式 4-15 可以得到：

$$r_n = \frac{ad - bc}{\sqrt{(a+b)(c+d)(a+c)(b+d)}}$$

$$= \frac{84 \times 80 - 16 \times 20}{\sqrt{100 \times 100 \times 104 \times 96}} = 0.6405$$

因为 $n = 200$，并且 $T_{min} = \dfrac{100 \times 96}{200} = 48 > 5$，所以采用 Pearson χ^2 检验，可以得到 $\chi^2 = 82.05, P = 0.000$。

由此可以推断甲、乙两种方法之间有统计学关联（$\chi^2 = 82.05, P = 0.000$），呈正相关关系。

（1）适用范围：适用于两个无序分类变量资料之间相关性的分析。

（2）结果的解释：列联系数 r_n 值的绝对值大小表示密切程度；r_n 的符号表示方向，$r_n > 0$ 表示正相关，$r_n = 0$ 表示零相关，$r_n < 0$ 表示负相关。当然，下结论时还需要结合总体相关系数 ρ_n 的假设检验结果和样本含量的大小，当假设检验结果与 r_n 值大小出现矛盾时，还得考虑决定系数 r_n^2 的大小来推断。

当资料是列联表资料时，如果分析行变量与列变量之间的相关性，可以采用列联表的列联系数。描述性指标为 Cramér 修正列联系数 r_c，计算公式为：

$$r_c = \sqrt{\frac{\chi^2}{n \cdot \min(R-1, C-1)}} \tag{4-16}$$

式中，R 和 C 分别是列联表的行数和列数，χ^2 是列联表的 χ^2 检验中得到的统计量 χ^2 值，$r_c \in [0, 1]$。其统计推断可以考虑采用 $R \times C$ χ^2 检验或似然比 χ^2 检验。

【例 4-3】某人按两种血型系统统计某地 6094 人的血型分布，结果见表 4-13。问：两种血型的分布之间有无关系？

表 4-13　某地 6094 人的血型分布情况

ABO 血型	MN 血型			合计
	M	N	MN	
O	431	490	902	1823
A	388	410	800	1598
B	495	587	950	2032
AB	137	179	325	641
合计	1451	1666	2977	6094

要分析两种血型系统之间是否存在统计学关联，等价于分析不同的 ABO 血型，其 MN 血型构成是否相同。构成比的检验如下：

H_0:不同的 ABO 血型,其 MN 血型构成相同

H_1:不同的 ABO 血型,其 MN 血型构成不同

$$\chi^2 = n\left(\sum \frac{A^2}{n_R n_C} - 1\right)$$

$$= 6094 \times \left(\frac{431^2}{1823 \times 1451} + \frac{388^2}{1598 \times 1451} + \cdots + \frac{325^2}{641 \times 2977} - 1\right) = 8.5952$$

$$\nu = (4-1) \times (3-1) = 6, P = 0.198$$

代入式 4-16 得:

$$r_c = \sqrt{\frac{\chi^2}{n \cdot \min(R-1, C-1)}} = \sqrt{\frac{8.5952}{6094 \times \min(4-1, 3-1)}} = 0.0266$$

由此可见,两种血型系统之间没有统计学关联($\chi^2 = 8.5952, P = 0.198$)。

二、回归分析

(一)直线回归

直线回归(linear regression)是分析两个定量资料之间相互依存的数量关系的统计方法,它是回归分析中最基本、最简单的统计分析方法,也称为线性回归或简单回归。其中,表示结果的变量称为因变量(dependent variable)或应变量(response variable),用 y 表示;另一个表示原因的变量称为自变量(independent variable)或解释变量(explanatory variable),用 x 表示。

直线回归方程为:

$$\hat{y} = a + bx \tag{4-17}$$

式中,a 为回归直线在 y 轴上的截距(intercept),亦称常数项,其几何意义是:$a>0$ 表示回归直线与 y 轴的交点在原点的上方,$a=0$ 说明回归直线通过原点,$a<0$ 表示回归直线与 y 轴的交点在原点的下方;b 为回归系数(regression coefficient),即回归直线的斜率,其几何意义是:$b>0$ 表示 y 随 x 的变大而变大,$b=0$ 表示 y 不随 x 的变化而变化,$b<0$ 表示 y 随 x 的变大而变小。

1. 直线回归的适用范围

因变量是定量资料,并且满足线性回归的假设:

(1)因变量与自变量间呈线性趋势(linear)。

(2)每个观察个体之间相互独立(independent)。

(3)给定某个 x,对应的 y 服从总体均数为 $\mu_{y/x}$,方差为 σ^2 的正态分布(normal distribution)。

(4)不同 x 对应的 y 的方差相等(equal variance),均是 σ^2。

为了便于记忆,很多书上把以上假设称为 LINE 假设,因为线性、独立、正态和等方差的英文首字母组合刚好为 LINE。

2. 模型中参数的解释

回归模型中参数 a 的统计学意义是:当 $x=0$ 时 y 的平均水平;参数 b 的统计学意义是:x 每增加一个单位,y 相应地增加 $|b|$ 的单位($b>0$)或减小 $|b|$ 的单位($b<0$);$|b|$ 越大,表示 x 对 y 的影响越大。当然,推断时需要有 H_0 的假设检验结果为依据,若得到 $P\leq0.05$,则可以说 x 和 y 之间存在回归关系;若 $P>0.05$,则尚没有足够的理由说 x 和 y 之间存在回归关系。

3. 模型的拟合优度评价方法

直线回归模型的拟合优度主要从两方面来评价,一是整个模型的检验——方差分析,若

得到 $P \leqslant 0.05$，则可以说 x 和 y 之间存在回归关系，模型拟合好，否则说明模型拟合不理想；另一个是模型的拟合优度——决定系数，其值越大，说明模型拟合优度越好。

(二)多元线性回归

多元线性回归分析(multiple linear regression analysis)也称多重线性回归分析、复线性回归分析或单变量线性回归分析(univariate linear regression analysis)，它是一元线性回归分析或简单线性回归分析(simple linear regression analysis)的拓展，是分析一个连续型因变量与多个自变量之间相互依存关系的一种重要的多元分析方法。其中，自变量是指独立、可测量、可控制的变量，一般用 x 表示；因变量是指非独立、受其他变量影响的变量，一般用 y 表示。

多元线性回归分析的数学模型是：若因变量 y 与自变量 $x_i(i=1,2,\cdots,k)$ 之间有如下线性关系：

$$y=(1 \quad x_1 \quad \cdots \quad x_k)\begin{pmatrix} b_0 \\ b_1 \\ \vdots \\ b_k \end{pmatrix}+e \tag{4-18}$$

则称表达式 4-18 为因变量 y 关于自变量 $x_i(i=1,2,\cdots,k)$ 的 k 元线性回归模型。其中，b_0，$b_1,\cdots,b_k$ 是未知参数，称为偏回归系数(partial regression coefficient)，e 称为残差(residual)，表示 $x_i(i=1,2,\cdots,k)$ 以外的其他因素对因变量 y 的影响大小。常称

$$\hat{y}=b_0+b_1x_1+\cdots+b_kx_k \tag{4-19}$$

为 y 关于 $x_i(i=1,2,\cdots,k)$ 的线性回归方程。

1.多元线性回归分析的适用范围

对于多元线性回归分析，要求观察数据和模型的残差满足以下假定：

(1)因变量 y 是在一定自变量的水平下服从正态分布的连续型随机变量(random variable)。

(2)自变量 $x_i(i=1,2,\cdots,k)$ 是固定变量(fixed variable)，即非随机变量；自变量之间不存在多重共线性(multi-collinearity)；自变量与残差之间相互独立。

(3)残差 $e_i(i=1,2,\cdots,k)$ 是随机变量，服从正态分布，即 $e_i \sim N(0,\sigma^2)$；残差 $e_i(i=1,2,\cdots,k)$ 之间相互独立，即 $\mathrm{Cov}(e_i,e_j)=0,i \neq j$。

2.模型中参数的解释

多元线性回归模型中参数 $b_i(i=1,2,\cdots,k)$ 表示自变量 $x_i(i=1,2,\cdots,k)$ 每增加一个单位，因变量 y 相应地增加($b_i>0$)单位数或减小($b_i<0$)单位数为 $|b_i|(i=1,2,\cdots,k)$。

3.多重共线性的诊断和处理方法

多重共线性现象是由 A. K. Frisch 首次提出的，用数学语言来描述，是指变量之间存在着线性关系。在多元回归建模和分析中，自变量之间存在高度相关性的现象十分普遍。在这种情况下，要很好地解释模型中某个自变量对因变量的效应是非常困难的。然而，为了更完备地描述样本特征，尽可能不遗漏一些举足轻重的样本特征，分析人员往往倾向于尽可能地选取有关指标，在这样构成的变量中必然经常出现变量多重相关的现象。事实上，许多指标之间都有同步变化的趋势，因此，多元回归分析中的多重共线性现象是很难避免的。

多重共线性在回归建模中的存在问题主要表现在以下三个方面：①若变量之间存在完

全的多重共线性,那么将无法估计变量的回归系数,于是也就无法估计各个自变量对因变量的单独影响,自然也就无法判断自变量对因变量的效应。即使自变量之间不存在完全的多重共线性,但当自变量有较高相关关系时,一个自变量的回归系数,在模型中只反映这个自变量对因变量边际或部分的效应,因而所得到的回归模型是不正确的。②回归系数的估计方差为无穷大。回归系数的估计方差将随自变量之间的共线程度的不断增强而逐渐增大。③回归系数估计值的不稳定性随共线性程度的增强而增大。这给回归系数的统计检验造成一定困难,事实上,由于受多重共线性的影响,即使自变量对因变量的解释性是很高的,但是对单独的回归系数的检验而言,很有可能没有一个有统计学意义的。

(1)多重共线性的诊断。一般可以通过以下指标或方法来诊断多重共线性:①自变量之间的散点图或相关系数来判断自变量之间的多重共线性,若相关系数大于 0.9,很可能存在多重共线性,对模型影响大,这种方法比较适用于初步的判断。②容忍度(tolerance):以每个自变量作为因变量对其他自变量进行回归分析时得到的残差比例,其数值大小以 1－决定系数来表示,即 $1-r^2$,其值越小,说明自变量之间存在共线性的可能性越大。③方差膨胀因子(variance inflation factor,VIF):与容忍度互为倒数关系,其值越大,说明自变量之间存在共线性的可能性越大,一般认为最大的 VIF＞10 时,就表示多重共线性将可能严重地影响最小二乘的估计值。④特征根(eigenvalue):是对自变量进行主成分分析,如果特征根等于 0,则提示有严重的共线性。⑤条件指数(condition index):当某些维度的条件指数大于 30 时,提示存在多重共线性。一般地,以上多种方法可以结合使用来判断自变量之间是否存在共线性现象。

(2)多重共线性的处理方法。自变量之间存在多重共线性时不能直接采用多元回归来拟合模型,应该采用下面的处理方法来解决:①增大样本含量,能部分解决自变量之间存在的多重共线性。②从专业知识出发进行判断,去掉专业上认为次要的,是缺失值比较多的或是测量误差比较大的共线性因子。③岭回归法:它是通过修正最小二乘法,找到一个精度高而偏差小的估计量。多重共线性并不影响最小二乘法估计量的无偏性和最小方差性。而岭回归中的估计量就是使偏差和抽样误差的组合效应达到最好。当自变量具有高度多重共线性时,岭回归这种方法可以说是比较有效的,它在一定程度上消除了多重共线性的影响。但是,岭回归的一个很大局限性就是无法使用普遍的统计推断,而且精确的分布性质是未知的。另外,偏倚常数 c 的选择是人为判断的。因此,岭回归应用起来就十分困难。④通径分析(path analysis):可以对自变量之间的复杂关系进行精细刻画。⑤变量筛选法:为了消除自变量间的共线性现象,可以根据自变量对模型的贡献大小,对自变量进行筛选。例如,"逐步回归法"就是其中常用的一种。然而实质上,从理论上来说,这种变量筛选的使用前提,恰恰是变量间不存在多重相关性。在自变量高度共线的情况下,利用变量筛选法,往往会将一些对因变量具有高度解释性的变量筛除,将本应保留的系统信息舍弃,从而严重导致分析模型的解释误差,大大影响回归模型的可靠性。⑥主成分分析法:提取主成分因子代替原变量进行回归分析。有学者提出利用主成分分析法消除多重共线性的作用,将主成分与多元线性回归分析结合使用的方法称为主成分回归,这是一种错误方法。实际上,无论是从数量上还是从方向上,主成分分析都无法消除变量的多重共线性。它只是对主变量系统进行主成分提取,仅考虑到尽可能多地保留自变量自身系统的数据变异信息,而完全忽略了自变量对因变量系统的解释性。但是,这种思想却是值得借鉴的,即怎样找出一组互不相关的变量,使它们对因变量具有最大解释性的前提下,又最能代表自变量系统的数据信息。偏最小二乘回归正实现了这种思想上的突破。⑦偏最小二乘回归法:偏最小二乘(partial least squares,PLS)回归是对自变量 x 提取主成分,并附加约束:x 的主成分应与 y 尽可能相关。因为它所提取的主成分能尽可能多地反映原变量系统的信息,并且能够保证各主成分对因变量具有最好的解释性,特别由于各主成分之间还是相互独立的,所以它能很好地避免因多重共线性带来的危害。

【例 4-4】测量 20 名 25~34 岁的健康女性获得如表 4-14 所示数据,其中 y 表示身体脂肪,x_1 表示三头肌皮褶厚度,x_2 表示大腿周长,x_3 表示中臂周长。求其相关系数矩阵。

表 4-14 相关系数矩阵

指标	三头肌皮褶厚度	大腿周长	中臂周长	身体脂肪
三头肌皮褶厚度	1.0000	0.9238	0.4578	0.8432
大腿周长	0.9238	1.0000	0.0847	0.8780
中臂周长	0.4578	0.0847	1.0000	0.1420

在表 4-14 中 $r_{12}=0.9238$,可以看出,对这 20 名受试者来说,三头肌皮褶厚度与大腿周长高度相关,而 x_1、x_2 与 y 的相关系数分别为 0.8432 和 0.8780,说明 x_1、x_2 对 y 均有很好的解释性。

对此,用普通多元回归可以求出如表 4-15 所示结果。

表 4-15 多元回归分析结果

指标	b	t	P	复决定系数
三头肌皮褶厚度	4.33	1.437	0.1699	
大腿周长	−2.86	−1.106	0.2849	0.8014
中臂周长	−2.19	−1.37	0.1896	

从以上结果可以看出,虽然变量 x_1、x_2 对 y 均有很好的解释性,并且 y 对这三个变量的复决定系数高达 0.8014,但由于 x_1、x_2 之间的高度相关,使得 x_1、x_2 的统计检验均为无统计学意义。在本例中 $VIF_{max}=708$,说明多重共线性的影响非常严重。从回归系数来看,大腿周长与身体脂肪负相关,这一点也显然不符合实际情况。

对上述例子若用岭回归法,可以发现当 $c=0.02$ 时 VIF 接近于 1,估计回归系数适当稳定,其模型为:

$$\hat{y}=-7.3978+0.5553x_1+0.3681x_2-0.1917x_3$$

从方程中可以看出,自变量 x_2 的估计回归系数的不正常符号消失了,估计回归系数更符合实际情况。

若用 PLS 回归,则可以得到如下模型:

$$\hat{y}=-17.627+0.4255x_1+0.2858x_2-0.06623x_3$$

y 复决定系数为 0.8447,这和当偏倚系数 $c=0.02$ 时用岭回归计算结果十分接近,并且在最终模型中可以看出,身体脂肪与三头肌皮褶厚度和大腿周长均呈正相关,较符合人们一般认识的推测。

PLS 回归在消除自变量之间的多重共线性方面是较为有效的,它一方面可以免除因剔除某些变量而造成的模型本身的不精确性,又可以使各个自变量对因变量的解释效应(也即各自变量对因变量的相对重要性)在最终模型中得到明显的体现。

4. 模型的拟合优度评价方法

（1）决定系数：决定系数（determinant coefficient）是可以用来评价多元线性回归模型拟合优度的指标，记为 r^2，计算公式为：

$$r^2 = SSR/SST \tag{4-20}$$

式中，SSR 表示由回归引起的变异；SST 表示总变异。

它是变量 y 的总变异被模型中所有自变量所解释的部分所占的比例（$r^2 \in [0,1]$），表示多元线性回归模型中所有自变量与因变量线性相关的强度，r^2 越大，说明回归模型的拟合效果越好。

（2）校正决定系数（adjusted determinant coefficient）：用 r^2_{adj} 表示。

对于多元线性回归分析，当自变量个数较多时，需要对公式 4-19 给出的复决定系数加以修正，其修正公式分为如下两种情况。

若多元线性回归模型中有常数项，则

$$r^2_{\mathrm{adj}} = 1 - \frac{(n-1)(1-r^2)}{n-k-1} \tag{4-21}$$

若多元线性回归模型中无常数项，则

$$r^2_{\mathrm{adj}} = 1 - \frac{n(1-r^2)}{n-k} \tag{4-22}$$

式中，n 是样本含量，k 是多元线性回归模型中自变量的个数。

当多元线性回归模型中增加一个无统计学意义的自变量时，r^2 会增大，但是 r^2_{adj} 反而会减小，所以在评价多元线性回归模型拟合优度中校正决定系数较决定系数为佳。

（3）剩余标准差（residual standard deviation）：用 $s_{y,1,2,\cdots,k}$ 表示，它是反映多元线性回归模型拟合精度的指标。若多元线性回归模型中增加一个有统计学意义的自变量，$s_{y,1,2,\cdots,k}$ 会减小；若多元线性回归模型中增加一个无统计学意义的自变量，$s_{y,1,2,\cdots,k}$ 会增大。

【例 4-5】 根据表 4-16 资料，以老年人夜间平均动脉压下降的百分比 [NRRM(%)] 为因变量，以性别、年龄和脑梗死的患病情况为自变量利用多元线性回归分析方法分析它们之间的关系。

表 4-16 老年人夜间平均动脉压下降的百分比 [NRRM(%)] 的调查资料（$n=1204$）

编号	性别*	年龄	脑梗死**	NRRM(%)
1	1	77	0	−7.77
2	1	77	0	8.43
3	1	77	0	5.26
4	1	74	0	−1.08
5	2	80	0	10.42
6	1	75	0	3.09
7	1	85	0	21.30
8	1	83	0	−1.10
9	1	77	0	0.00
10	1	72	0	2.35
11	1	75	1	12.50
12	1	88	0	0.00
13	1	74	1	5.68
14	1	73	0	21.78
15	1	78	0	1.12
16	1	72	0	2.97
⋮	⋮	⋮	⋮	⋮
1204	1	75	0	3.19

* 性别：1＝男，2＝女；** 脑梗死：0＝阴性，1＝阳性。

将上述数据用 IBM SPSS Statistics 20.0 统计软件进行多元线性回归分析方法分析,各变量对应的参数估计值及检验结果见表 4-17 和表 4-18。

表 4-17　多元线性回归方差分析

变异来源	SS	ν	MS	F	P
回归	1339.551	3	446.517	6.714	0.000
残差	79808.782	1200	66.507		
总	81148.333	1203			

表 4-18　偏回归系数及其假设检验

变量	b	标准误	标准化 b	t	P
常数项	18.822	4.477	—	4.204	0.000
性别 x_1	−1.334	0.626	−0.062	−2.131	0.033
年龄 x_2	−0.159	0.056	−0.081	−2.816	0.005
脑梗死 x_3	−2.334	0.813	−0.082	−2.869	0.004

从表 4-18 可见,老年人夜间平均动脉压下降的百分比的多元线性回归模型 $\hat{y}=18.822-1.334x_1-0.159x_2-2.334x_3$ 有统计学意义($F\approx6.71,P=0.000$)。从表 4-18 可见,老年女性的夜间平均动脉压下降的百分比(NRRM)较老年男性的低($t=-2.131,P=0.033$);年龄每增大 1 岁,老年人夜间平均动脉压下降的百分比(NRRM)减小 0.16%($t=-2.816,P=0.005$);患脑梗死的老年人夜间平均动脉压下降的百分比(NRRM)较无脑梗死者低($t=-2.869,P=0.004$)。

第七节　广义线性回归分析

医学研究中常碰到因变量的取值是分类变量,如发病与未发病、阳性与阴性、死亡与生存、治愈与未治愈、暴露与未暴露等二分类变量,又如治疗效果(治愈、好转、无效、死亡),影像检查结果(−、±、+、++、+++、++++),糖尿病并发症类型(脑血管疾病、心血管疾病、下肢血管疾病、眼科疾病、肾病、感觉神经疾病、运动神经疾病、自主神经疾病)等,若要研究分类资料的相关因素或危险因素等问题,就不能用多元线性回归分析方法来解决,因为多元线性回归不能建立一个模型使因变量只取到有限的几个离散数值,所以需要考虑通过连接函数将因变量转换成一个连续性变量后,再应用多元线性回归思路进行拟合,相应方法称为广义线性回归。本节主要介绍 Logistic 回归、Cox 回归、Poisson 回归和负二项回归。

一、Logistic 回归

1970 年,David Cox 将所研究问题转换了一个角度,引入了 logit 变换(logit transformation),将离散型因变量通过一个概率函数 $\left[\text{logit}P=\ln\left(\dfrac{P}{1-P}\right),P=P(y|x_1,x_2,\cdots,x_k)\right]$ 进行转化,非常巧妙地避开了分类资料的分布问题,补充完善了多元线性回归的缺陷,有助于生物学意义的解释,这就是多元 Logistic 回归模型(multiple logistic regression model)的基本思想。换句话说,多元 Logistic 回归分析方法可以解决分类资料的影响因素或危险因素的问题。

　　Logistic 回归模糊可以预测一个分类变量每个分类所发生的概率。根据资料的类型或设计类型不同,选用不同的多元 Logistic 回归模型。常见类型有:①非条件 Logistic 回归(unconditional logistic regression):适用于成组设计资料或横断面调查资料,以二分类变量为因变量的影响因素或危险因素分析。有的学者也称之为成组设计的 Logistic 回归。②条件Logistic回归(conditional logistic regression):适用于配对设计资料的情况。以二分类变量为因变量的影响因素或危险因素分析。③无序多分类变量的 Logistic 回归(polytomous logistic regression):1972 年由 Andeson 提出,适用于以多分类无序变量为因变量的资料分析,如同一种肿瘤的不同亚型;心理疾病分为精神分裂症、抑郁症、神经症等;病例对照研究的一个病例组,两个或两个以上的对照组(如患者对照和健康人群对照),或是一个对照组,两个或两个以上的病例组等,由于不同对照的性质不同,得到的结果变量实际上是多分类的。④有序多分类变量的 Logistic 回归(ordinal logistic regression, logistic regression for ordinal response):在医学研究中,特别是在临床研究中,常遇到结果变量是有序多分类变量,如疾病的严重程度(轻度、中度、重度)、临床疗效(无效、好转、显效、治愈)等有序多分类结果时,要用有序多分类变量的 Logistic 回归。根据 logit 的定义不同,有序多分类变量的 Logistic 回归模型可以分为累积比数 Logistic 回归模型(cumulative odd logistic regression model)和相邻比数 Logistic 回归模型(adjacent categories logistic regression model)。

　　二项分类 Logistic 回归是其他 Logistic 回归的基础,下面将较详细地介绍二项分类 Logistic 回归的基本模型、适用范围、参数解释和模型拟合效果评价等。

　　1.基本模型

　　设因变量 y 服从二项分布,其取值为 0 和 1,自变量 $x_i(i=1,2,\cdots,k)$,$y=1$ 的概率记为:

$$P(y=1) = \frac{\mathrm{e}^{\left(b_0+\sum\limits_{i=1}^{k}b_ix_i\right)}}{1+\mathrm{e}^{\left(b_0+\sum\limits_{i=1}^{k}b_ix_i\right)}} \tag{4-23}$$

或

$$\mathrm{logit}[P(y=1)] = \ln\left[\frac{P(y=1)}{1-P(y=1)}\right] = b_0 + \sum_{i=1}^{k}b_ix_i \tag{4-24}$$

式中,b_0 为常数项或截距,$b_i(i=1,2,\cdots,k)$ 是 $x_i(i=1,2,\cdots,k)$ 对应的偏回归系数,简称回归系数。

　　2.适用范围

　　因变量是分类变量,自变量既可以是定量资料,也可以是分类资料,还可以是定量资料和分类资料的混合。如果自变量均是定量资料,则这类数据可以采用判别分析的方法来分析。具体有以下假定条件。

　　(1)根据实际意义编码:为了解释 Logistic 回归系数的方便,通常将因变量 y 感兴趣的一类编码为 1,另一类编码为 0,1 与 0 分类是相互排斥的。例如,为了研究若干指标对疾病发生是否有影响,则将发病编码为 1,不发病编码为 0。

　　(2)因变量的对数优势与自变量间呈线性关系:即因变量的 logit 值与自变量间呈线性

关系。当这一假定被违背时,Logistic 回归将低估因变量与自变量之间的关系。

(3)假定残差独立:如果是配对研究、时间序列研究或试验前后研究,则每个研究个体提供了多个重复测量观测值。这种情况下残差不独立,不能按一般的 Logistic 回归方法处理,而应该采用条件 Logistic 回归等其他方法来分析。

(4)无多重共线性:正如一般线性回归一样,如果某自变量与另一自变量之间有较强的线性关系,那么 Logistic 回归中同样会出现多重共线性(multi-collinearity)问题。随着自变量彼此之间相关性的增加,Logistic 回归系数的标准误将过度增加,检验效能降低。

(5)无离群点:离群点可能明显影响回归结果。通过分析标准化残差可以来判断是否存在离群点。标准化残差的计算公式为:

$$z_i = \frac{e_i}{\sqrt{p_i(1-p_i)}} = \frac{y_i - p_i}{\sqrt{p_i(1-p_i)}} \tag{4-25}$$

(6)每一个观察个体均可计算一个标准化残差,该值的绝对值一般不宜大于或等于 1.96,如果有 1/5 以上个体的 $|z_i| \geq 1.96$,则应考虑采用其他模型进行分析。

(7)大样本:Logistic 回归是采用最大似然估计(maximum likelihood estimation,MLE)获得参数估计值的,而 MLE 依赖大样本渐进正态分布性质的。一般认为,每个自变量需要 15~20 例以上的观察个体,总例数在 60 例以上,即样本含量一般是自变量数的 15~20 倍,并且不能少于 60 例。

3. 模型中参数的解释

在二项分类 Logistic 回归中,通过最大似然估计方法求解回归参数。类似于多元线性回归系数的解释,根据公式 4-24,回归系数 $b_i(i=1,2,\cdots,k)$ 表示其他变量固定不变的情况下,某一自变量 $x_i(i=1,2,\cdots,k)$ 改变一个单位,logit(P) 或对数优势比的平均改变量。某一自变量 $x_i(i=1,2,\cdots,k)$ 对应的优势比为:

$$\hat{OR}_i = e^{b_i} \quad (i=1,2,\cdots,k) \tag{4-26}$$

其含义是在其他变量固定不变的情况下,某一自变量 $x_i(i=1,2,\cdots,k)$ 改变一个单位,因变量对应的优势比平均改变 $e^{b_i}(i=1,2,\cdots,k)$ 个单位。

某一自变量 $x_i(i=1,2,\cdots,k)$ 的总体回归系数 $\beta_i(i=1,2,\cdots,k)$ 的 $100\times(1-\alpha)\%$ 可信区间(confidence interval,CI)是:

$$b_i \pm z_{\alpha/2} SE(b_i) \tag{4-27}$$

该自变量 $x_i(i=1,2,\cdots,k)$ 的总体优势比 OR_i 的 $100\times(1-\alpha)\%$ CI 为:

$$e^{[b_i \pm z_{\alpha/2} SE(b_i)]} \tag{4-28}$$

式中,$SE(b_i)(i=1,2,\cdots,k)$ 是参数估计值 $b_i(i=1,2,\cdots,k)$ 的渐近标准误,由 Newton-Raphson 迭代的信息矩阵(information matrix)的逆矩阵中的对角元素开方获得。

由于不同变量的度量衡单位不同,不能直接采用偏回归系数的绝对值大小来比较各个自变量的相对作用大小,为此需要计算标准化 Logistic 回归系数来评价不同自变量对模型的贡献大小,其计算公式为:

$$b'_i = b_i \times \frac{s_i}{s_y} = \frac{b_i \times s_i}{\frac{\pi}{\sqrt{3}}} \approx 0.5513 b_i \times s_i \tag{4-29}$$

式中,b_i 为偏回归系数,即 Logistic 回归中的回归系数,s_i 是自变量 $x_i(i=1,2,\cdots,k)$ 的标准差，s_y 是随机变量 y 的标准差，Logistic 随机变量 y 的标准差为 $\dfrac{\pi}{\sqrt{3}}=1.8138$。

4. 多重共线性的诊断和处理方法

Logistic 回归模型多重共线性可以采用以下两种方法进行诊断：①条件指数（condition index）。3 位统计学家（Belsley，1991；Belsley Knhand & Welsch，1980）提出在只标准化（以估计的每一列为单位长度）而不中心化的前提下，条件指数大于 30 表示存在较强的共线关系，有学者称之为 BKW 准则。②方差分解比例。若两个或两个以上方差分解比例大于 0.5，则说明对应的两个或两个以上系数被包含在一个较强的共线关系中。如果模型中出现几个强共线关系，建议应用 BKM 准则对所有条件指数大于 30 所对应的每个方差分解比例求和，对应于方差分解比例之和大于 0.5 的变量应判为包括在共线关系中。

Logistic 回归模型多重共线性的处理方法有两种：①主成分变换改进法，它在一定程度上消除 Logistic 回归模型多重共线性；②偏最小二乘法，它主要是对预测能力建模具有良好的判别能力，其能在自变量之间存在强多重共线性或者当样本含量偏小时可以较好地解决普通 Logistic 回归模型的计算结果不稳定的问题。

5. 模型的拟合优度评价方法

（1）决定系数（r^2）反映了 Logistic 回归模型中所有自变量解释因变量 y 的变异的百分比，其值越接近 1，说明 Logistic 回归模型中的自变量拟合因变量 y 的能力越好，所以在 Logistic 回归模型中常采用决定系数或调整决定系数来评价模型拟合的好坏。

（2）Hosmer-Lemshow 拟合优度检验：通过将观察对象分成 g 组（通常 $g=10$），数据整理为 $g\times2$ 列联表，采用 Pearsonχ^2 检验方法，由每组不同因变量的实际观察频数和期望频数（由 Logistic 回归模型获得）获得 Hosmer-Lemshow 统计量。Hosmer-Lemshow 统计量服从自由度为 $g-2$ 的 χ^2 分布，若检验结果得到 $P>0.05$，则表示模型拟合较好。采用 Hosmer-Lemshow 拟合优度检验一般要求观察个体例数较大，如样本含量大于 100。

（3）ROC 曲线：以 Logistic 回归模型获得的预测概率作为检验变量，以因变量为"金标准"，可以获得 ROC 曲线下面积和 ROC 曲线图等结果。ROC 曲线下面积越大，拟合效果越好。

【例 4-6】为了探讨医护人员中工作上的付出与获得不平衡与抑郁症症状之间的关系，对某大学 6 个附属医院的医护人员进行问卷调查，共回收 1179 份问卷。使用 Logistic 回归方法来分析医务人员中工作上的付出与获得不平衡与抑郁症症状之间的关系。使用 IBM SPSS Statistics 20.0 软件进行统计分析。有关变量的赋值情况，见表 4-19。

统计分析结果如下：①单因素分析。各因素根据具体的资料类型进行单因素分析。结果显示：医护人员的文化程度、超负荷、付出与获得不平衡（EFI）、家庭支持、社会支持、与同事关系、性别、职业、是否患高血压或糖尿病等因素在抑郁症症状有与无的两组之间有统计学意义，见表 4-20。②多因素分析。以是否为抑郁症症状为因变量，自变量中文化程度、超负荷、付出与获得不平衡（EFI）、家庭支持、社会支持、与同事关系、性别、职业和糖尿病均为分类变量进入非条件的 Logistic 回归方程，以最大对数似然函数值的假设检验（$\alpha=0.05$）进行模型拟合，采用逐步回归法，最后进入方程进行分析的因素有超负荷、付出与获得不平衡（EFI）、与同事关系和性别等四个变量。结果显示：对家庭支持、社会支持、职业、糖尿病等变量进行调整之后，工作中超负荷、付出与获得不平衡（EFI）、与同事关系不好为医护人员抑郁症症状正相关因素；女性比男性更容易有抑郁症症状，见表 4-21。

表 4-19 有关变量的赋值情况

变量	变量值标签
性别	1＝男，2＝女
婚姻状况	1＝已婚，2＝单身，3＝同居，4＝离婚，5＝丧偶，6＝分居，9＝其他
宗教信仰	0＝无，1＝佛教，2＝基督教，3＝伊斯兰教，4＝其他
文化程度	1＝未受正式教育，2＝小学，3＝中学，4＝中专或职校，5＝大学及以上，9＝其他
工作性质	1＝体力劳动，2＝脑力劳动，3＝兼有脑力和体力劳动，9＝其他
职业状况	1＝全职，2＝兼职，3＝失业，4＝退休，9＝其他
职称	0＝无，1＝初级，2＝中级，3＝高级，4＝其他
年收入（万元）	1＝<1，2＝1～，3＝3～，4＝5～，5＝10～
家庭支持	1＝很好，2＝较好，3＝一般，4＝差，5＝较差，6＝很差，9＝其他
社会支持	1＝很好，2＝较好，3＝一般，4＝差，5＝较差，6＝很差，9＝其他
与同事关系	1＝很好，2＝较好，3＝一般，4＝差，5＝较差，6＝很差，9＝其他
高血压	0＝否，1＝是
糖尿病	0＝否，1＝是
高血脂	0＝否，1＝是
冠心病	0＝否，1＝是
ERI	0＝≤1，1＝>1
超负荷	0＝低，1＝高
抑郁症症状	0＝无，1＝有

﹡婚姻状况、工作性质和职业性质是哑变量。ERI 表示付出与获得不平衡（effort-reward imbalance，ERI）。

表 4-20 医护人员抑郁症症状相关因素的单因素分析结果

相关因素	统计量	P（two-sided）
文化程度	-0.084^*	0.007
超负荷	0.323^*	0.000
ERI	0.314^*	0.000
家庭支持	0.206^*	0.000
社会支持	0.217^*	0.000
与同事关系	0.303^*	0.000
性别	$3.018^†$	0.003
职业	$2.925^†$	0.003
糖尿病	$2.290^†$	0.022

﹡ r_s—Spearman's correlation；† Z—Mann-Whitney test.

表 4-21　医护人员抑郁症症状相关因素的多因素分析结果*

相关因素	OR	P	95%CI
超负荷	2.21	0.000	1.66～2.94
EFI	1.86	0.000	1.34～2.59
与同事关系	1.97	0.000	1.56～2.47
性别	1.61	0.005	1.15～2.24

* 对家庭支持、社会支持、职业、糖尿病等变量进行调整之后。

二、Cox 回归

在临床医学研究中,随访是从一个明确规定的时间点(如确诊日期、接受治疗的日期或手术日期等)开始,到某一个明确规定的事件(如疾病复发、死亡等)发生为止的观察患者的过程,其间经历的时间为发生该规定的事件所需经过的时间,被广义地称为生存时间,这种随访资料称为生存资料;对生存资料进行统计学分析称为生存分析。如果要研究被研究对象多个因素(如年龄、性别、职业和行为等)对生存结果的影响,那么就应该采用回归分析方法,常用的是 Cox 回归模型。

生存分析中的风险函数(hazard function)回归模型为:

$$h(t|X)=h_0(t)g(X) \tag{4-30}$$

式中,$X=(x_1,x_2,\cdots,x_k)$ 为自变量的向量,$x_1,x_2,\cdots,x_k$ 为可能影响生存结果的因素,函数 $h_0(t)$ 用来反映风险函数随时间变化的特点,函数 $g(X)$ 表示风险函数受个体协变量的影响。一般应满足 $g(X)|_{X=0}=1$ 及 $g(X)>0$,$\forall$ 任意 $X,h(t|X)>0$。

当 $g(X)|_{X=0}=1$ 时,$h(t|X)=h_0(t)$,即表示生存结果的影响因素不存在时,$h(t|X)=h_0(t)$,因此 $h_0(t)$ 被称为基础风险函数。英国统计学家 D. R. Cox 首次将 $g(X)$ 构造为指数形式,即

$$g(X) = e^{X\beta} = e^{\sum_{i=1}^{k} b_i x_i} \tag{4-31}$$

此模型被称为 Cox 回归模型,亦称半参数回归模型(semi-parametric regression model)、Cox 比例风险模型(Cox proportional hazard model)或简称为比例风险模型。

1. 适用范围

因变量有 2 个,其中一个是分类变量,另一个是时间变量,并且假定危险因素对生存结果的作用强度在所有时间上都保持一致,即要求每个个体的协变量的值在随访过程中保持不变。

针对一份生存资料进行 Cox 回归模型拟合,要求从资料中提取被随访的患者的 3 项基本信息:①随访开始时所有自变量的记录;②被随访时间的长度,对此,可以根据最后一次随访日期或出现结局的日期与进入研究的日期求得;③随访结果,即出现了结局事件,或是失访。

2. 模型中参数的解释

对于任意两个个体的回归向量分别为 X_1 和 X_2,其风险函数的比值,即相对危险度(relative risk,RR)或风险率比(hazard ratio,HR)为:

$$HR(t|X_1,X_2)=\frac{h(t|X_1)}{h(t|X_2)}=\frac{h_0(t)e^{X_1\beta}}{h_0(t)e^{X_2\beta}}=e^{(X_1-X_2)\beta} \tag{4-32}$$

由此可见,风险函数的比值是一个常数,不随时间的改变而改变,Cox 比例风险模型的

名称也由此而来。

$HR(t \mid X_1, X_2)$ 的统计学含义是：第 1 个个体的生存结果风险率是第 2 个个体的 $e^{(X_1-X_2)\beta}$ 倍。例如，所建立的 Cox 比例风险模型中自变量只有性别一个，以男＝1，女＝0 赋值，男性与女性的风险函数比值是：

$$HR(t \mid X_1, X_2) = e^{(X_1-X_2)\beta} = e^{\beta} \tag{4-33}$$

如果得到性别的回归系数 $\beta = \ln 2$，那么 $HR(t \mid 1, 0) = 2$，其统计学含义是男性的生存结果的风险率是女性的 2 倍。

3. 模型的拟合优度评价方法

按照 Cox 回归模型的最大似然估计原则，当模型中增加自变量时，$\ln L \in (-\infty, 0)$[其中，L 为似然函数值且将增大（$L \in (0,1)$）]，而 $-2\ln L$ 将减小，在自变量个数即模型的自由度一定时，$-2\ln L$ 取值越小，说明模型拟合越好，于是，也可以根据模型 $-2\ln L$ 的数值大小来考虑自变量的筛选。

三、Poisson 回归

Poisson 回归（Poisson regression）是用来分析服从 Poisson 分布的事件发生与一组解释变量之间关系的统计学方法。

若随机变量 X 所有可能的取值 $0,1,2,3,\cdots$，且取各个值的概率为：

$$P(X=k) = \frac{e^{-\lambda}\lambda^k}{k!} \tag{4-34}$$

式中，$\lambda > 0$，是常数，则称 X 服从参数为 λ 的 Poisson 分布。

Poisson 分布常用于描述单位时间、单位平面或单位空间中的罕见事件总数的随机分布。如单位时间内放射性物质放射的离子数、单位体积内粉尘的计数、单位容积内的细菌数、野外单位面积内的某种昆虫数、微生物或血细胞在显微镜下的计数等。许多发病率很低的疾病在人群中患病数也服从 Poisson 分布。

Poisson 回归常用对数线性模型进行分析。如果有 x、y 两个自变量，则模型可写为

$$\ln P_{ij} = \ln \frac{\mu_{ij}}{n_{ij}} = \lambda + \lambda_i^x + \lambda_j^y \tag{4-35}$$

式中，i、j 分别表示变量 x、y 的第 i 水平和第 j 水平，μ_{ij} 表示相应的理论频数，n_{ij} 表示观察单位数，λ 为常数项，λ_i^x、λ_j^y 分别为变量 x 第 i 水平的参数和 y 第 j 水平的参数。

1. Poisson 回归的适用范围

因变量服从 Poisson 分布，自变量有一个或一个以上的变量。因变量个体事件的发生应具有独立性，如因变量为发病率很低的疾病，则疾病必须没有遗传性、不具有传染性并且不能有永久免疫。

2. 模型中参数的解释

如果模型中自变量 y 有两个水平，即 j 取 1 和 2，那么 y 取第 2 个水平与 y 取第 1 个水平相比，研究事件发生的相对危险度为：

$$RR = \frac{P_{i2}}{P_{i1}} = \frac{e^{(\lambda+\lambda_i^x+\lambda_2^y)}}{e^{(\lambda+\lambda_i^x+\lambda_1^y)}} = e^{(\lambda_2^y-\lambda_1^y)} \tag{4-36}$$

3. 模型的拟合优度评价方法

拟合优度检验主要看似然比检验和 Pearson χ^2 检验，若两个假设检验得到的 P 值都比

较大,一般 $P>0.05$,则均说明得到的模型对数据拟合较好。另外,可以依据标准化残差绝对值是否在 2 以内,若回答是,则说明尚不能认为模型拟合效果不好。为了得到较确切的结论,需要做进一步的残差分析。

【例 4-6】采用职业人群回顾性队列研究方法对 1966 年 8 月 18 日至 1991 年 12 月 31 日所有在某省某企业工作 5 年以上者的生存情况做了调查。符合进入队列条件者 9572 人,共观察人年数为 114488 人年,其中有 159 人死亡,按年龄与某一职业暴露情况分组整理资料,见表 4-22。试问:年龄与该职业暴露对死亡有无影响?

表 4-22　某省某企业全死因死亡资料

年龄/岁	非职业暴露			职业暴露		
	死亡人数	观察人年数	死亡率/(1/10 万)	死亡人数	观察人年数	死亡率/(1/10 万)
<40	39	59141	0.0659	30	34955	0.0857
40~	14	5621	0.2114	33	9241	0.3571
50~	3	650	0.4615	25	3115	0.8026
60~	0	54	0.0000	12	595	2.0158
70~	0	9	0.0000	3	67	4.4776

该资料的特点是死亡人数相对于观察人年数很小,得到的死亡率也很低。如果假定人的死亡是相互独立的,那么可以认为死亡发生数服从 Poisson 分布,可以对该资料进行 Poisson 回归分析来回答本研究中提出的问题。

在数据处理中,定义变量名和赋值,其中年龄 age(1=<40,2=40~,3=50~,4=60~,5=70~),职业暴露 expose(0=非暴露,1=暴露)。使用 IBM SPSS Statistics 20.0 软件进行 Poisson 回归模型拟合,其结果见表 4-23、表 4-24 和表 4-25。

表 4-23　Poisson 回归模型的拟合优度检验[a,b]

	Value	df	P
Likelihood Ratio	2.474	4	0.649
Pearson Chi-Square	1.542	4	0.819

a. Model：Poisson

b. Design：Constant＋age＋expose

表 4-24　单元格计数和残差[a,b]

age	expose	实际频数		理论频数		残差	标准化残差	调整残差	偏离残差
		n	构成比/%	n	构成比/%				
1	0	39	24.5	36.501	23.0	2.499	0.414	0.897	0.409
	1	30	18.9	32.499	20.4	−2.499	−0.438	−0.897	−0.444
2	0	14	8.8	15.161	9.5	−1.161	−0.298	−0.442	−0.302
	1	33	20.8	31.839	20.0	1.161	0.206	0.442	0.204
3	0	3	1.9	3.410	2.1	−0.410	−0.222	−0.249	−0.227
	1	25	15.7	24.590	15.5	0.410	0.083	0.248	0.082
4	0	0	0.0	0.683	0.4	−0.683	−0.826	−0.860	−0.826
	1	12	7.5	11.317	7.1	0.683	0.203	0.856	0.201
5	0	0	0.0	0.246	0.2	−0.246	−0.496	−0.519	−0.496
	1	3	1.9	2.754	1.7	0.246	0.148	0.519	0.146

a. Model：Poisson

b. Design：Constant＋age＋expose

表 4-25　模型的参数估计值[b,c]

Parameter		Estimate	SE	z	P	95%CI
Constant		−3.192	0.578	−5.526	0.000	−4.324~−2.060
年龄	<40	−3.790	0.595	−6.368	0.000	−4.957~−2.624
	40~	−2.479	0.597	−4.152	0.000	−3.649~−1.309
	50~	−1.650	0.607	−2.716	0.007	−2.841~−0.459
	60~	−0.771	0.645	−1.194	0.233	−2.036~0.494
	70~	0[a]	—	—	—	—
非暴露		−0.409	0.179	−2.287	0.022	−0.759~−0.058
暴露		0[a]	—	—	—	—

a. This parameter is set to zero because it is redundant

b. Model：Poisson

c. Design：Constant＋age＋expose

根据表 4-25 中参数估计的数据可以计算相对危险度（RR）。

职业暴露相对于非暴露的相对危险度 $RR=e^{0-(-0.409)}=e^{0.409}\approx1.51$。

"40~"年龄组相对于"<40"年龄组的相对危险度 $RR=e^{-2.479-(-3.790)}=e^{1.311}\approx3.71$。

"50~"年龄组相对于"<40"年龄组的相对危险度 $RR=e^{-1.650-(-3.790)}=e^{2.14}\approx8.50$。

"60~"年龄组相对于"<40"年龄组的相对危险度 $RR=e^{-0.771-(-3.790)}=e^{3.019}\approx20.47$。

"70~"年龄组相对于"<40"年龄组的相对危险度 $RR=e^{0-(-3.790)}=e^{3.79}\approx44.26$。

本研究的职业暴露因素和年龄都是死亡的危险因素，职业暴露者的死亡危险是非暴露者的 1.51（95%CI：1.06~2.14）倍；"40~"、"50~"、"60~"和"70~"年龄组死亡危险分别是"<40"年龄组的约 3.71、8.50、20.47 和 44.26 倍，职工年龄越大，其死亡的危险性越大。

四、负二项分布回归

遇到描述某事件发生次数分布的计数资料，如重症严重急性呼吸综合征（severe acute respiratory syndrome，SARS）患者住院期间 1 个月内使用呼吸机的天数、肝炎患者 3 个月内因病门诊复诊的次数、癫痫患者 1 个月内发作次数等，其随机变量服从二项分布、Poisson 分布或负二项分布等离散型分布。当事件发生率较低时，一般呈 Poisson 分布或负二项分布。Poisson 分布资料是每次试验只会发生两种相对立的结果之一，每次试验产生某种结果的概率固定不变，重复试验结果相互独立的离散型分布资料，当发生某结果的概率一定时，事件发生次数的方差与均数相近。但在医学研究中很多事件发生次数是非独立的，如传染病、遗传病、与职业有关的疾病，还有一些原因不明的聚集现象等，这些资料的特点是事件发生次数的方差远大于均数，服从负二项分布的离散型随机变量，研究事件发生次数的影响因素可采用负二项回归。

1. 负二项分布的密度函数

若随机变量 X 所有可能的取值为 $0,1,2,3,\cdots$，且取各个值的概率为：

$$P(X=k)=\frac{\Gamma(k+\alpha^{-1})\left(\dfrac{\lambda}{\alpha^{-1}}\right)^{k}}{\Gamma(k+1)\Gamma(\alpha^{-1})\left(1+\dfrac{\lambda}{\alpha^{-1}}\right)^{k+\alpha^{-1}}} \tag{4-37}$$

式中,λ 为均数,α 是离散参数,则称 X 服从参数为 λ 和 α 的负二项分布;Γ 为伽马函数。

负二项分布的随机变量的均数为 λ,方差为 $\lambda(1+\alpha\lambda)$。很显然,负二项分布的随机变量的方差大于均数。$1+\alpha\lambda$ 称为方差膨胀因子或超离散参数,当 $\alpha=0$ 时,负二项分布等价于 Poisson 分布。

2. 负二项回归模型

负二项回归模型用于分析非随机的有聚集性的计数资料,其数学模型为:

$$\log(\hat{\lambda})=b_0+b_1x_1+\cdots+b_kx_k \tag{4-38}$$

假设模型中各自变量对事件数的影响是指数相乘的,则对回归系数 b_i 的解释为,当其他自变量不变时,自变量 x_i 改变一个单位,事件发生次数平均改变量之对数值。

小结:当研究因变量与自变量之间的因果关系时,一般采用回归模型进行分析。若因变量是计量资料,且因变量与自变量之间呈线性关系,则考虑采用线性回归模型;若因变量是分类资料,且发生事件是二分类的,资料服从二项分布,则考虑采用 Logistics 回归模型;若发生事件是二分类的,且事件间相互独立,资料服从 Poisson 分布,则考虑采用Poisson回归模型;若发生事件是二分类的,且事件间非独立,资料服从负二项分布,则考虑采用负二项分布回归模型;若因变量与自变量均是分类资料,则采用对数线性模型;若是随访资料研究,有生存时间和二分类结局变量,则采用 Cox 回归模型。COVID-19 病毒感染是非独立的,宜用负二项分布回归模型进行分析。

第五章　传染病传播动力学模型

随着人类文明的进步、卫生设施的改善和医疗水平的提高,诸如霍乱、天花等传染病得到了有效控制。但是,在世界的某些地区还不时出现传染病,有些传染病,如艾滋病等,则跨越国界地在大范围内蔓延。建立传染病传播数学模型的目的主要是:①描述传染病的传播过程;②分析受感染人数的变化规律;③预报传染病流行高潮到来的时刻;④评价采取预防传染病蔓延的手段的效果。传染病传播模型的建立是传染病研究中非常重要的课题。

第一节　传染病疫情描述指标之间的关系

一、指标间的定性关系

传染病流行期间,易感人群数、感染病例数和治愈人数等指标是动态变化的,t 时刻的易感者由于感染会变成下一时刻的新感染者,t 时刻的感染者经过有效治疗会变成下一时刻有免疫力的康复者等,如图 5-1 所示。

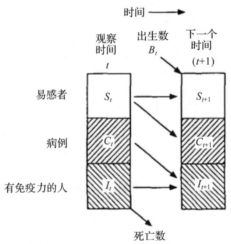

图 5-1　传染病流行期间指标的动态变化图示

来源:Fine P E. Herd immunity:history, theory, practice[J]. Epidemiologic Reviews, 1993,15(2): 265-302.

二、疫情指标间的定量关系

(1)t 时刻易感(susceptible,S)人数 S_t 等于上一时刻易感人数 S_{t-1} 减去 t 时刻新感染人数 ν_t,表达式为:

$$S_t = S_{t-1} - \nu_t \tag{5-1}$$

（2）t 时刻感染（infective，I）人数 I_t 等于上一时刻感染人数 I_{t-1} 加上 t 时刻新感染人数 ν_t，减去上一时刻死亡人数 D_{t-1} 和上一时刻恢复人数 $\gamma(I_{t-1}-D_{t-1})$ 之和，表达式为：

$$I_t = I_{t-1} + \nu_t - D_{t-1} - \gamma(I_{t-1}-D_{t-1}) \tag{5-2}$$

（3）t 时刻移除（remove，R）人数 R_t 等于上一时刻移除人数 R_{t-1} 与上一时刻死亡人数 D_{t-1}，以及上一时刻恢复人数 $\gamma(I_{t-1}-D_{t-1})$ 三者之和，表达式为：

$$R_t = R_{t-1} + D_{t-1} + \gamma(I_{t-1}-D_{t-1}) \tag{5-3}$$

（4）t 时刻新感染人数 ν_t 等于上一时刻易感人数 I_{t-1} 乘以患者接触率 β，再乘以上一时刻易感人数 S_{t-1}，除以总人口数 N，表达式为：

$$\nu_t = S_{t-1} \beta \frac{I_{t-1}}{N} \tag{5-4}$$

（5）t 时刻感染致死率 p_t 等于 t 时刻累计病死人数除以 t 时刻感染人数与 t 时刻移除人数总和，再乘以比例基数 100%，表达式为：

$$p_t = \frac{\sum_{i=1}^{t} D_i}{I_t + R_t} \times 100\% \tag{5-5}$$

第二节 建立传染病传播模型

人们不可能去做传染病传播试验以获取数据，从医疗卫生部门得到的数据也不能完全满足需求，所以，一般是按照传染病的传播机制，采用微分方程方法建立模型。在疾病传播期内假设所考察地区的总人数 N 不变，既不考虑出生和死亡，也不考虑人口迁移，并且时间以天为单位。

一、SI 模型（Susceptible-Infected Model）（β 为常数）

（一）模型假设

（1）感染人数是时间的连续可微函数。

（2）单位时间内感染人数的增长率是常数 β，也就是说，单位时间内感染人数的增长量与当时的感染人数呈正比。

（3）初始条件 $I_t|_{t=0} = I_0$。

（二）模型构成

设 t 时刻感染人数为 I_t，初始时刻感染人数为 I_0，根据单位时间内感染人数的增长率 β 为常数的假设，其微分方程为：

$$\begin{cases} \dfrac{\mathrm{d}I}{\mathrm{d}t} = \beta I \\ I_t|_{t=0} = I_0 \end{cases} \tag{5-6}$$

（三）模型求解

$$I_t = I_0 e^{\beta t} \approx I_0 (1+\beta)^t \tag{5-7}$$

（四）模型分析

感染人数将随时间的延长按指数规律无限增长。所以，指数模型不适用于长期预报。模型改正方向：单位时间内感染率逐渐下降。

【例 5-1】某市 2022 年 3 月 15 日后新冠病毒感染阳性人数新增变化趋势见图 5-2，其指数函数的数学模型是：$y=174.04\mathrm{e}^{0.2476x}$，$r^2=0.9838$。

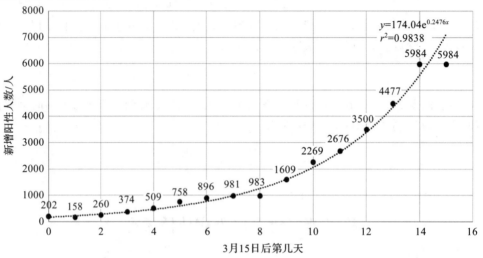

图 5-2　某市 2022 年 3 月 15—30 日新冠病毒感染阳性人数新增变化趋势图

二、SI 模型（β 是感染人数 I 的变量）

（一）模型假设

（1）感染人数是时间的连续可微函数。

（2）感染人数受环境条件的限制，有一个最大可感染人数 I_{m}。

（3）单位时间内感染人数的增长率和感染人数呈线性关系；当感染人数最大（N）时，对应增长率为零。

（二）模型构成

设 t 时刻感染人数为 I_t，初始时刻感染人数为 I_0，感染者的增长率为 β_0，根据单位时间内感染人数的增长率和感染人数呈线性关系，增长率与感染者人数的线性函数关系是 $\beta=\beta_0-kI$，其中 $k=\dfrac{\beta_0}{I_{\mathrm{m}}}$，因最大感染人数时对应的增长率为零，其微分方程为：

$$\begin{cases} \dfrac{\mathrm{d}I}{\mathrm{d}t}=\beta I=\beta_0\left(1-\dfrac{I}{I_{\mathrm{m}}}\right)I \\ I_t\,|_{\,t=0}=I_0 \end{cases} \tag{5-8}$$

（三）模型求解

$$I_t=\frac{I_{\mathrm{m}}}{1+\left(\dfrac{I_{\mathrm{m}}}{I_0}-1\right)\mathrm{e}^{-\beta t}} \tag{5-9}$$

(四)模型分析

该模型是 Logistics 模型,在该 SI 模型假设下,到最后人人都会被感染。

(1)当 $I_t = \dfrac{N}{2}$ 时,患者人数增加最快,预示传染病疫情高潮时刻 t_m 到来,是医疗卫生部门关注的时刻(图 5-3)。t_m 与日接触率 λ 呈反比,日接触率反映该地区卫生水平,β 越小,说明卫生水平越高。因此,改善保健措施,提高卫生水平可以推迟传染病疫情高潮的到来。

(2)当 t 趋向无穷大时,I_t 趋向 N,表示没有考虑患者可以治愈,为此,修正上述结果,必须重新考虑模型的假设,下面 3 个模型将讨论患者可以治愈的情况。

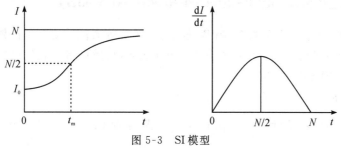

图 5-3　SI 模型

三、SIS 模型(Susceptible-Infected-Susceptible Model)

有些传染病如破伤风、疟疾等治愈后免疫力很低,可以假定无免疫性,于是被治愈后变成健康者,健康者还可以再被感染变成患者。在这种情况下,感染者有一定概率重新转化成易感者。

(一)模型假设

(1)人群分为易感染者(Susceptible,S)和已感染者(Infected,I)两类,简称为健康人和患者。

(2)每个患者日有效接触的平均人数是常数 λ,λ 称为日接触率,当患者与健康者有效接触时,使健康者受感染变为患者。

(3)每个患者日被治愈的占总数的百分比是 γ,γ 称为日治愈率。

(二)模型构成

t 时刻易感染人数和感染人数分别为 S_t 和 I_t;平均传染期 $=\dfrac{1}{\gamma}$;接触数 $\sigma=\dfrac{\lambda}{\gamma}$,表示在一个传染期内每位患者有效接触的平均人数。其微分方程为:

$$\begin{cases} \dfrac{dI}{dt} = \lambda\, \dfrac{SI}{N} - \gamma\, \dfrac{I}{N} = \lambda I\left(1 - \dfrac{I}{N}\right) - \gamma I \\ I_t\,\big|_{t=0} = I_0 \end{cases} \tag{5-10}$$

(三)模型求解

$$I_t = \begin{cases} \dfrac{N}{\dfrac{\lambda}{\lambda-\gamma} + \left(\dfrac{N}{I_0} - \dfrac{\lambda}{\lambda-\gamma}\right)e^{-(\lambda-\gamma)t}}, & \lambda \neq \gamma \\[4mm] \dfrac{1}{\lambda\gamma + \dfrac{N}{I_0}}, & \lambda = \gamma \end{cases} \tag{5-11}$$

$$I_\infty = \begin{cases} 1 - \dfrac{1}{\sigma}, & \sigma > 1 \\[2mm] 0, & \sigma \leqslant 1 \end{cases} \tag{5-12}$$

(五)模型分析

接触数 σ 是一个阈值,当 $\sigma \leqslant 1$ 时患者数 I_t 越来越小,最终趋于 0,这是在传染期内经有效接触从而使健康者变成患者人数不超过原来患者数的缘故;当 $\sigma > 1$ 时,患者数 I_t 随 σ 增大而增大。

四、SIR 模型(Susceptible-Infected-Recovered Model)

有些传染病如天花、流感、肝炎、麻疹、腮腺炎、风疹等康复后就有了抗体,均有很强的免疫力,所以病愈的人既非健康者(易感染者),也非患者(已感染者),它们已经退出传染系统,这个时候,需要考虑 SIR 模型。

(一)假设条件

(1)人群分为健康者(Susceptible,S)、感染者(Infected,I)、病愈免疫的移出者(Removed,R)。

(2)患者日接触率为 λ,患者日治愈率为 γ,传染期接触数 $\sigma = \dfrac{\lambda}{\gamma}$。

(二)模型构成

在总人数 N 中,t 时刻易感染人数、感染人数和病愈免疫的移出者三类人的人数分别为 S_t、I_t 和 R_t,其微分方程组为:

$$\begin{cases} \dfrac{dS}{dt} = -\lambda \dfrac{\beta I}{N} \\[2mm] \dfrac{dI}{dt} = \lambda \dfrac{SI}{N} - \gamma I \\[2mm] \dfrac{dR}{dt} = \gamma I \\[2mm] I_t \mid_{t=0} = I_0 \\[2mm] S_t \mid_{t=0} = S_0 \end{cases} \tag{5-13}$$

式中,病愈免疫的移出者初始值 $R_0 = 0$。

(三)模型求解

$$I_t = S_0 + I_0 - S_t + \frac{1}{\sigma} \ln\left(\frac{S_t}{S_0}\right) \tag{5-14}$$

式中,$\dfrac{1}{\sigma}$ 是阈值。

(四)SIR 模型相轨线及分析

SIR 模型相轨线如图 5-4 所示。

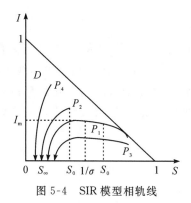

图 5-4　SIR 模型相轨线

当 $S_0 > \dfrac{1}{\sigma}$ 时，如相轨线 P_1 和 P_3 所示，I_t 先上升后下降至零，表明传染病蔓延；当 $S_0 < \dfrac{1}{\sigma}$ 时，如相轨线 P_2 所示，I_t 单调下降至零，表明传染病不蔓延。

（五）模型分析

根据 SIR 模型中各参数的含义，以及 SIR 模型相轨线分析结果表明，预防传染病蔓延的手段包括：

（1）提高卫生水平，降低日接触率 λ。

（2）提供医疗水平，提高日治愈率 γ。

（3）提高阈值 $\dfrac{1}{\sigma}$。

（4）降低基线易感人数，使得 $S_0 < \dfrac{1}{\sigma}$，实现群体免疫。

（六）SIR 模型的应用

被传染人数比例估计公式为：

$$p = \frac{S_0 - S_t}{N} \bigg|_{t \to \infty} \approx 2\left(\frac{S_0}{N} - \frac{1}{\sigma}\right) \tag{5-15}$$

这个结果表明，被传染人数比例约为该地区人口比例超过阈值部分的 2 倍，对一种传染病，当该地区的卫生和医疗水平不变，即传染期接触数不变时，这个比例就不会改变，而当阈值 $\dfrac{1}{\sigma}$ 提高时，σ 减小，这样，被传染人数比例就会降低。

（七）群体免疫和预防

人群免疫率 H 与阈值 $\dfrac{1}{\sigma}$ 之间的关系满足以下表达式，是实现群体免疫的必要条件：

$$H \geq \left(1 - \frac{1}{\sigma}\right) \times 100\% \tag{5-16}$$

实现群体免疫的前提条件是免疫者要均匀分布于全体人口中，实际上这是很难做到的。据估计，在印度等国家，天花传染病接触数 $\sigma = 5$，即至少要 80% 的人接受免疫才行。世界卫生组织报道，即使花费大量资金提高免疫率 H，也因很难做到免疫者的均匀分布，使得天花直到 1977 年才在全世界根除，而有些传染病的 σ 更高，根除就更加困难。

(八)SIR 模型的图示

传染病流行期间,一个假定的人群中病死人数、易感者人数、感染者人数和移除人数的变化趋势见图 5-5 所示,其中第一幅图中曲线表示死亡人数的变化趋势;第二幅图中曲线表示新增感染人数的变化趋势;第三幅图中曲线 A 表示易感人数的变化趋势,曲线 B 表示移出人数的变化趋势,曲线 C 表示感染人数的变化趋势。

彩图 5-5

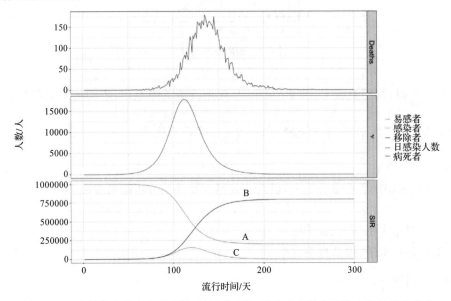

图 5-5　一个假定人群中病死人数、易感者人数、感染者人数和移除人数的变化趋势

五、SEIR 模型(Susceptible-Exposed-Infected-Removed Model)

(一)模型假设

(1)将研究人群划分成易感者(Susceptible,S)、潜伏者(Exposed,E)、感染者(Infected,I)和移除者(Removed,R)。

(2)假设某市的本次疫情起始于 1 名携带病毒的暴露者,将其开始传染扩散的时间点定为本次疫情传播的起始时间。

(3)设每日新增发病人数服从时依 Poisson 分布(以当日实际新增发病人数为 Poisson 分布的参数),其微分方程组为:

$$\begin{cases} \dfrac{\mathrm{d}S}{\mathrm{d}t}=\omega\lambda(\varepsilon E+I)S/N \\[2mm] \dfrac{\mathrm{d}E}{\mathrm{d}t}=\omega\lambda(\varepsilon E+I)S/N-\alpha E \\[2mm] \dfrac{\mathrm{d}I}{\mathrm{d}t}=\alpha E-\gamma I \\[2mm] \dfrac{\mathrm{d}R}{\mathrm{d}t}=\gamma I \\[2mm] N=S+E+I+R \end{cases} \tag{5-17}$$

式中，S 表示易感者人数，E 为暴露者人数，I 为患者人数，R 为移除者人数。λ 表示一个暴露者和发病者的日平均传播人数，其取值范围为 0.20～5.00。ε 为暴露人群较患病人群的传染力折扣系数，ε 取值范围为 0～1。α 为潜伏期的倒数，表示暴露者转变为患者的速率，$\alpha =$ 1/5.8，取固定值。γ 为单位时间内发病者移出的速率，γ 取值范围为 1～7d。ω 是防控措施的效果系数。

(二)模型拟合

基于时依 Poisson 分布随机数和当前候选参数，采用 4 阶 Runge-Kutta(RK4)方法进行数值求解，拟合连续 8d($n=8$)的每日新增发病人数(T_i)。较之实际值(A_i)，计算均方根偏差(root mean square error，RMSE)，评价拟合效果指标计算公式为：

$$\text{RMSE} = \sqrt{\frac{\sum_{i=1}^{n}(A_i - T_i)^2}{n}} \tag{5-18}$$

根据模型拟合结果，计算基本再生数(basic productive number，R_0)，其计算公式为：

$$R_0 = \left(\frac{\varepsilon}{\alpha} + \frac{1}{\gamma}\right)\beta \tag{5-19}$$

第六章　时空分析

传染病疫情的发生均有时间和空间属性。因此,在分析时需要考虑时间和空间分布规律以及时间和空间异质性。

第一节　时间序列分析

时间序列分析(time series analysis)是分析研究对象随时间变化而变化的动态数据的方法。时间序列是按照时间顺序记录下来的数字序列。时间序列分析,简称时序分析,是对时间序列进行观察研究,寻找它随时间变化的规律,预测它将来的走势或影响因素,达到认识事物发展规律的目的。按时间顺序排列的一组随机变量 $x_1, x_2, x_3, \cdots, x_t, \cdots$ 来表示一个随机事件的随机序列,可以简记为 $\{x_t, t \in T\}$。时间序列分析通常是通过直观的数据比较、绘图观察和建立其数学模型,寻找序列中蕴含的时间变化规律。时间序列分析中常用的统计图有序列图、自相关图和偏相关图。

时间序列分析是利用随机过程和数理统计学的基本原理,分析数量之间的内在关系。时间序列分析常分为频域分析和时域分析。频域分析方法也称为频谱分析或谱分析,是一种纵向数据分析方法。但是,由于频域分析方法是利用 Fourier 转换方法将序列进行分解,研究人员通常需要具有很强的数学基础才能熟练使用它,同时,它的分析结果也比较抽象,不易于直观解释,所以,频域分析的使用具有很大的局限性。时域分析主要是从序列自回归的角度揭示时间序列的发展规律。相对于频域分析,时域分析具有操作步骤规范、分析结果易于解释的优点。时域分析的基本思想是序列值与之前数据之间存在一定的依存关系,而且这种依存关系具有某种统计规律。时间序列分析的重点就是寻找这种规律,并拟合出适当的数学模型来描述这种规律,进而利用这个拟合的模型来预测序列未来的走势。

一、时间序列类型

从时间的角度可以把序列分为 3 类:①纯随机序列,亦称白噪声序列,不存在时间规律,没有预测价值,所以不需进行时间序列分析。②平稳非白噪声序列,即序列均值和方差是常数,适用的模型有自回归(autoregressive,AR)模型、滑动平均(moving average,MA)模型和自回归滑动平均(autoregressive moving average,ARMA)模型。③非平稳序列,将其采用差分等方法转化为平稳序列,再用平稳序列的方法进行拟合。适用的模型有整合滑动平均自回归(autoregressive integrated moving average,ARIMA)模型、自回归条件异方差(autoregressive conditional heteroscedasticity,ARCH)模型和广义自回归条件异方差(generalized autoregressive conditional heteroscedasticity,GARCH)模型及其衍生模型。

平稳序列是指序列不存在趋势性,由时间序列在未来一段时间内随着时间上下波动,仍然顺着现有状态"惯性"地延续下去。时间序列平稳性常用判断方法有两种：一是根据时序图和自相关图的特征做出主观判断。时序图亦称序列图，可以观察时间序列是否为平稳序列。自相关系数的绝对值长期都保持了较大的值，可以说明时间序列存在自相关性。平稳序列自相关系数和偏自相关系数不是拖尾就是截尾。截尾就是在某阶之后系数都为 0。拖尾就是有一个衰减的趋势，但是不都为 0。从自相关图来看，呈现三角对称形式，不存在截尾或拖尾，属于单调序列的典型表现形式，原始数据属于不平稳序列。二是采用单位根检验。如果时间序列存在单位根，则推断时间序列为随机非平稳序列。

二、时间序列的常用模型

常用于拟合平稳序列的时间序列模型，根据参数取值的不同可分为 AR 模型、MA 模型和 ARMA 模型三大类，此外，还有整合滑动平均自回归 ARIMA$(p,d,q)(P,D,Q)_s$ 模型。

（1）AR(p) 模型：自回归模型描述的是 t 时刻数值与前 p 个时刻历史值之间的关系。AR(p) 模型可以表达为：

$$x_t = \mu + \sum_{i=1}^{p} \theta_i x_{t-i} + \varepsilon_t \tag{6-1}$$

式中，$t=1,2,\cdots,n$；$\{\varepsilon_t\}$ 为白噪声序列。

当 $\mu=0$ 时，公式 6-1 的模型为中心化 AR(p) 模型。

（2）MA(q) 模型：滑动平均模型描述的是自回归部分的误差累计。MA(q) 模型可以表达为：

$$x_t = \mu + \varepsilon_t + \sum_{i=1}^{q} \theta_i \varepsilon_{t-i} \tag{6-2}$$

式中，$t=1,2,\cdots,n$；$\{\varepsilon_t\}$ 为白噪声序列。

当 $\mu=0$ 时，公式 6-2 的模型为中心化 MA(q) 模型。

（3）ARMA(p,q) 模型：包含了 p 个自回归项和 q 个滑动平均项。ARMA(p,q) 模型可以表达为：

$$x_t = \mu + \varepsilon_t + \sum_{i=1}^{p} \varphi_i x_{t-i} + \sum_{j=1}^{q} \theta_j \varepsilon_{t-j} \tag{6-3}$$

式中，$t=1,2,\cdots,n$；$\{\varepsilon_t\}$ 为白噪声序列。

当 $\mu=0$ 时，公式 6-3 的模型为中心化 ARMA(p,q) 模型。

当 $q=0$ 时，ARMA(p,q) 是 AR(p) 模型。

当 $p=0$ 时，ARMA(p,q) 是 MA(q) 模型。

当 $p=q=0$ 时，ARMA(p,q) 退化为白噪声序列。

模型识别方法主要有两种。一是根据自相关系数和偏相关系数的变化情况来确定：如果自相关系数是拖尾，偏相关系数 p 阶截尾，则用 AR(p) 模型；如果自相关系数 q 阶截尾，偏相关系数 q 阶拖尾，则用 MA(q) 模型；如果自相关和偏相关系数都是拖尾，则用 ARMA(p,q) 模型。以上方法是根据模型的性质来确定模型类型，但不是充要条件。二是 Akaike 信息准则（Akaike information criterion，AIC）：将参数进行全面组合建立模型，根据 AIC 统计量最小的模型为最优时间序列模型。

（4）ARIMA(p,d,q)模型：是 ARMA(p,q)模型的扩展版，ARIMA(p,d,q)在建模前先将时间序列采用差分方法使得序列平稳化，其他的分析思路和步骤两者均相同。

设 $W_t=(1-B)^d x_t$，而且 W_t 是一个 ARMA(p,q)，$\phi(B)W_t=\theta(B)\varepsilon_t$。于是，

$$\phi(B)(1-B)^d x_t=\theta(B)\varepsilon_t \tag{6-4}$$

称过程 $\{x_t\}$ 是整合滑动平均自回归模型 ARIMA(p,d,q)，其中，d 表示差分次数，一般 $d\leqslant 3$。

（5）ARIMA$(p,d,q)(P,D,Q)_s$ 模型：由自回归（AR）模型和滑动平均（MA）模型组合构成，包含了 p 个自回归项和 q 个滑动平均项，P 个季节性自回归项和 Q 个季节性滑动平均项。其中 AR 是自回归，MA 是滑动平均，p 和 q 分别为自回归和滑动平均阶数，P 和 Q 为季节性自回归和滑动平均阶数，d、D 为非季节性和季节性差分次数，s 为季节周期中观测值的个数。设 $\{x_t\}$ 展示出了季节趋势，其意义是 $x_t\sim x_{t-s}\sim x_{t-2s}\cdots$ 则 x_t 不仅依赖于 x_{t-1}，x_{t-2}，$\cdots$ 而且也依赖于 x_{t-s}，x_{t-2s}，$\cdots$ ARIMA$(p,d,q)(P,D,Q)_s$ 模型可以表示为：

$$\phi(B)\Phi_P(B^s)(1-B)^d(1-B^s)^D x_t=\theta(B)\Theta_Q(B^s)x_t \tag{6-5}$$

式中，

$$\phi(B)=1-\phi_1 B-\cdots-\phi_p B^p \tag{6-6}$$

$$\theta(B)=1-\theta_1 B-\cdots-\theta_q B^q \tag{6-7}$$

$$\Phi_P(B^s)=1-\Phi_1 B^s-\cdots-\Phi_P B^{s^P} \tag{6-8}$$

$$\Theta_Q(B^s)=1-\Theta_1 B^s-\cdots-\Theta_Q B^{s^Q} \tag{6-9}$$

这个模型通常表示为 ARIMA$(p,d,q)(P,D,Q)_s$。

三、ARMA(p,q)模型的估计与检验

（一）参数估计

ARMA(p,q)模型待估计参数有 $p+q+2$ 个，分别是 $\phi_1,\cdots,\phi_p,\theta_1,\cdots,\theta_q,\mu,\sigma_\varepsilon^2$。参数估计常用估计方法有矩估计法、极大似然估计法和最小二乘估计法三种。

（二）参数的假设检验

模型结构以最简为准则，参数一般采用 t 检验，对于没有统计学意义的参数，可以从对应时间序列模型中去掉，这样就会出现所谓的疏系数模型。

（三）模型的假设检验

模型的假设检验的主要目的是推断残差序列是否为白噪声序列，评价整个模型对信息的提取是否充分。如果残差序列为非白噪声序列，则表示模型拟合不够有效，残差序列中还残留着相关信息未被提取。

四、时间序列的分析思路

时间序列分析思路如图 6-1 所示，具体步骤如下：

第一步，平稳性检验。可以通过序列图趋势及周期性来初步判断时间序列的平稳性，根

据单位根检验进行平稳性检验,如果存在单位根,则推断时间序列为随机非平稳序列。如果序列不平稳,就要通过差分方法将时间序列变为平稳,阶差分消除时间序列趋势性,步差分消除时间序列周期性。

第二步,白噪声检验。根据时间序列的平稳性来判断是否需要进行白噪声检验,如果时间序列满足平稳性,则选择做白噪声检验;如果时间序列是非平稳,则先将时间序列转换成平稳序列再做白噪声检验。序列平稳后,再检验序列纯随机性。如果时间序列是随机性的,则时间序列数据之间无信息传递,此时无法建立时间序列模型,时间序列分析终止。

第三步,模型的识别。如果时间序列是非白噪声序列,则选择合适的模型。常用方法是采用绘制平稳序列的自相关图和偏自相关图,分析时间序列的特征,根据时间序列的特征选择适当的时间序列模型并拟合模型,通常采用 AIC 准则选择最优时间序列模型。

第四步,参数估计和假设检验。

第五步,模型检验。模型检验包括参数检验和模型残差的白噪声检验,一旦模型残差是白噪声序列,就说明模型拟合较好,达到要求。

第六步,运用模型进行预测。模型达到要求后,就可以用模型进行预测。

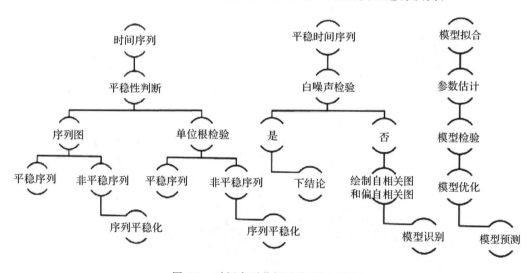

图 6-1　时间序列分析思路(从左至右)

【例 6-1】2011 年 1 月至 2020 年 12 月我国梅毒报告发病率趋势见图 6-2。2011 年至 2020 年梅毒报告发病率逐年上升,具有明显的周期性和季节性,2017 年前发病率发展较平稳,2017 年及其后上升明显,2020 年又有所下降。

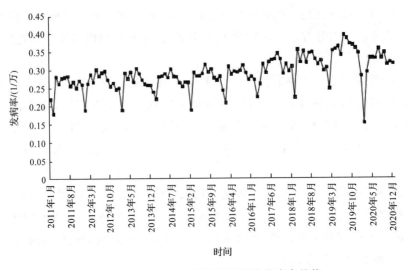

图 6-2　2011—2020 年梅毒月报告发病率趋势

为明确其季节性规律,绘制时间序列热图,如图 6-3 所示。我国梅毒报告发病率于每年1、2 月份较低,3 月份开始增多,7、8 月份为发病高峰,接近 3.15/10 万,其中 2019 年 7 月最高,接近 3.96/10 万,与图 6-2 的结果一致。

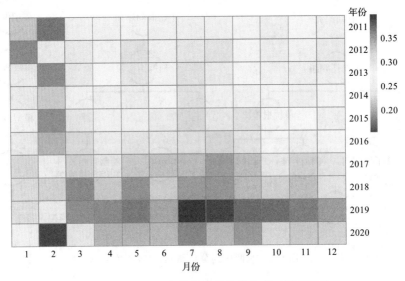

图 6-3　2011—2020 年梅毒月报告发病率时间序列热图

利用 2011 年 1 月至 2019 年 12 月梅毒报告发病率数据建立原始时间序列,季节性周期 $s=12$。对原始时间序列进行一次以 10 为底的对数转换、一次季节性差分和一次非季节性差分,绘制差分后序列图,如图 6-4 所示。由图可见,差分后序列趋于平稳,利用单位根检验法表明该序列是平稳的($t=-12.40$,$P<0.05$)。一次差分后绘制序列自相关图和偏自相关图,如图 6-5 所示,初步确定 p 取 2~3,q 取 1。p 和 q 一般不超过 2 阶,取 p 为 0~2,q 为 0~2 逐一尝试。通过模型参数及总体的假设检验,有统计学意义($P<0.05$),见表 6-1,最终根据 AIC 值最小原则,即拟合优度最好的模型为 $ARIMA(2,1,1)(2,1,0)_{12}$。根据模型的残差序列自相关和偏自相关图(图 6-6),残差的自相关系数和偏相关系数均落在 95% 可信区

间内,可认为模型残差为白噪声序列,说明该模型能够较好拟合 2011 年 1 月至 2019 年 12 月梅毒报告发病率,进而预测 2020 年 1 月至 12 月梅毒报告发病率。

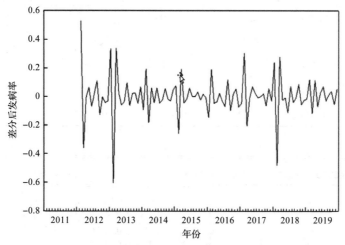

图 6-4　原始时间序列差分后序列图

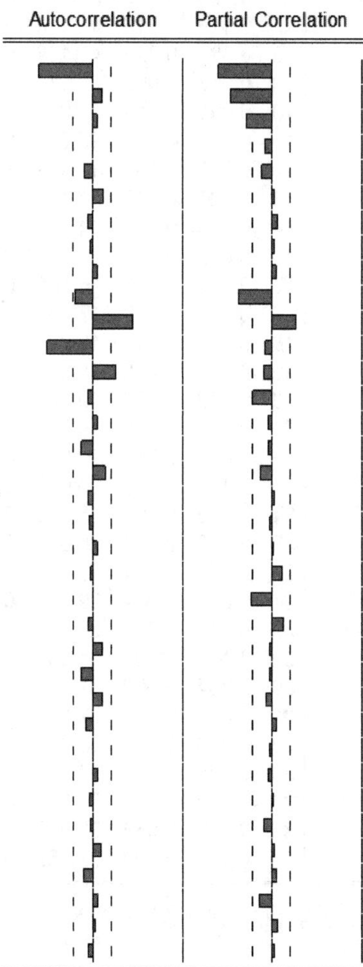

Autocorrelation	Partial Correlation		AC	PAC	Q-Stat	Prob
		1	-0.623	-0.623	38.025	0.000
		2	0.101	-0.469	39.030	0.000
		3	0.062	-0.288	39.420	0.000
		4	0.005	-0.081	39.423	0.000
		5	-0.086	-0.103	40.179	0.000
		6	0.119	0.031	41.636	0.000
		7	-0.064	0.074	42.058	0.000
		8	-0.013	0.036	42.076	0.000
		9	0.044	0.046	42.284	0.000
		10	-0.195	-0.373	46.399	0.000
		11	0.462	0.287	69.820	0.000
		12	-0.529	-0.079	100.94	0.000
		13	0.267	-0.097	108.98	0.000
		14	-0.057	-0.218	109.35	0.000
		15	0.055	-0.046	109.70	0.000
		16	-0.127	-0.034	111.59	0.000
		17	0.134	-0.126	113.69	0.000
		18	-0.062	0.025	114.16	0.000
		19	-0.025	-0.011	114.23	0.000
		20	0.055	0.018	114.61	0.000
		21	-0.011	0.128	114.62	0.000
		22	-0.004	-0.232	114.62	0.000
		23	-0.052	0.145	114.97	0.000
		24	0.113	-0.012	116.61	0.000
		25	-0.120	-0.014	118.52	0.000
		26	0.110	-0.063	120.15	0.000
		27	-0.071	0.065	120.82	0.000
		28	-0.000	-0.022	120.82	0.000
		29	0.052	-0.037	121.20	0.000
		30	-0.047	0.022	121.51	0.000
		31	-0.016	-0.087	121.55	0.000
		32	0.086	0.035	122.64	0.000
		33	-0.107	0.064	124.36	0.000
		34	0.047	-0.152	124.69	0.000
		35	0.038	0.079	124.91	0.000
		36	-0.064	0.032	125.54	0.000

图 6-5　差分后序列自相关图和偏自相关图

表 6-1　ARIMA 模型参数估计和拟合优度的结果

模型参数	β	$s_{\bar{x}}$	t	P	r^2	AIC
AR(1)	−0.702	0.116	−6.042	0.000	0.829	−2.531
AR(2)	−0.465	0.134	−3.482	0.001		
MA(1)	−0.838	0.085	−9.823	0.000		
SAR(1)	−0.286	0.090	−3.185	0.002		
SAR(2)	−0.614	0.146	−4.208	0.000		

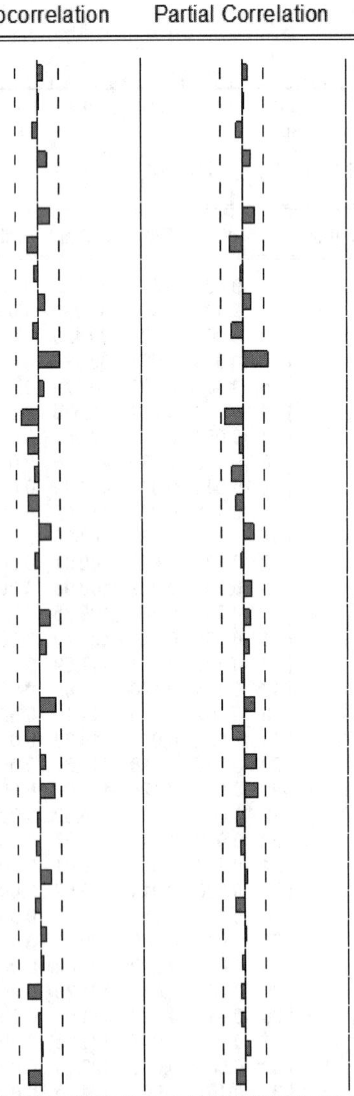

Autocorrelation	Partial Correlation		AC	PAC	Q-Stat	Prob
		1	0.046	0.046	0.2037	
		2	0.015	0.013	0.2259	
		3	-0.059	-0.061	0.5783	
		4	0.082	0.088	1.2662	
		5	0.000	-0.006	1.2662	
		6	0.129	0.125	2.9974	0.083
		7	-0.113	-0.119	4.3414	0.114
		8	-0.027	-0.024	4.4159	0.220
		9	0.068	0.092	4.9117	0.296
		10	-0.065	-0.114	5.3656	0.373
		11	0.211	0.256	10.248	0.115
		12	0.042	-0.003	10.447	0.165
		13	-0.162	-0.185	13.411	0.098
		14	-0.114	-0.045	14.889	0.094
		15	-0.032	-0.106	15.008	0.132
		16	-0.100	-0.066	16.169	0.135
		17	0.122	0.109	17.931	0.118
		18	-0.029	-0.010	18.033	0.156
		19	-0.003	0.088	18.035	0.205
		20	0.102	0.076	19.304	0.200
		21	0.072	0.048	19.959	0.222
		22	-0.003	-0.011	19.959	0.276
		23	0.169	0.105	23.613	0.168
		24	-0.143	-0.108	26.252	0.123
		25	0.053	0.131	26.620	0.146
		26	0.154	0.151	29.777	0.097
		27	-0.014	-0.074	29.802	0.123
		28	-0.045	-0.048	30.080	0.147
		29	0.103	0.026	31.555	0.138
		30	-0.064	-0.082	32.138	0.154
		31	0.056	0.025	32.591	0.174
		32	0.029	-0.023	32.715	0.207
		33	-0.122	-0.031	34.918	0.172
		34	-0.012	-0.028	34.938	0.207
		35	0.024	0.064	35.025	0.242
		36	-0.130	-0.098	37.659	0.191

图 6-6　ARIMA 模型残差序列自相关图和偏自相关图

第二节　聚类分析

聚类是一个将数据根据在某些方面相似的数据属性进行分类组织的过程。聚类技术就是一种发现这种内在结构的技术，聚类技术经常被称为无监督学习。聚类分析又称群分析，是研究多元素分类问题的一种多元统计分析方法。所谓类，就是相似元素的集合。聚类分析基本原理是：根据样本自身的属性确定许多共同指标，用数学方法按照某种相似性或差异性指标，定量地确定样本个体之间的亲疏关系，并按这种亲疏关系程度对样本个体进行聚类。聚类分析是将分类对象置于一个多维空间中，按照它们空间关系的亲疏程度进行分类。俗话说"物以类聚，人以群分"，也就是说很多事物都能聚类。通俗地讲，聚类分析就是根据事物彼此不同属性的指标进行辨认，将具有相似属性的事物聚为一类。聚类分析可以分为 Q 型（个体）聚类和 R 型（指标）聚类，这里介绍的是 Q 型聚类。

在时空分析中，聚类分析方法是定量地研究地理事物分类问题和地理分区问题的统计分析方法，常用聚类分析方法有层次聚类（hierarchical clustering）和 k-均值聚类（k-means clustering）。

层次聚类是一组嵌套的聚类，通过计算不同类别数据点间的相似度来创建一棵有层次的嵌套聚类树。在聚类树中，不同类别的原始数据点是树的最低层，树的顶层是一个聚类的根节点。创建聚类树有自下而上合并和自上而下分裂两种方法。层次聚类法也称为系统层次聚类法或系统聚类法，其基本思想是，首先将所有的个体都单独作为一类，然后计算任意两个类之间的距离，将其中距离最近的两个类合并为一类，同时聚类的数量减 1；不断重复这个过程，直到最后只剩下一个最大的类别。层次聚类算法的步骤可以概括如下：①根据适当的距离定义规则，计算现有的 n 个类别两两之间的距离；②找到其中最近的两个类（不妨记为 p 和 q）；将 p,q 合并，作为一个新类 pq，加上剩下的 $n-2$ 个类，此时共有 $n-1$ 个类；重复步骤①和②，直到聚类数缩减为 1 停止。

k-均值聚类算法是一种迭代求解的聚类分析算法，其步骤是，先将数据分为 k 组，随机选取 k 个对象作为初始的聚类中心，然后计算每个对象与各个聚类中心之间的距离，把每个对象分配给距离它最近的聚类中心。聚类中心以及分配给它们的对象就代表一个聚类。每分配一个样本，聚类的聚类中心会根据聚类中现有的对象被重新计算。这个过程将不断重复直到满足某个终止条件。终止条件可以是没有（或最小数目）对象被重新分配给不同的聚类，没有（或最小数目）聚类中心再发生变化，误差平方和局部最小。当样本含量较大时，层次聚类法的结果难以解读，而 k-均值聚类可以较好地处理样本个体较多的情形。事实上，聚类数的确定是聚类分析中的一个关键问题，它直接影响到聚类的效果，以及对结果的解释。如果聚类数过少，那么聚类方法本身就失去了意义，即没有将样本合理地区分开来；而如果聚类数过多，则不同的类别又显得过于分散，解释力不强。对于 k-均值聚类方法而言，聚类数的确定往往只能通过主观判断。

k-均值聚类法与层次聚类法相比，其优点是在样本量较大时，依然可以较为清晰地反映聚类结果，运算速度较快；但缺点是 k-均值聚类法需要预先指定聚类的数量。由于 k-均值聚类法首先需要进行随机初始化，而最终的聚类结果可能与初始状态有关，因此，即使数据和算法参数相同，每次计算得到的最终结果也可能不同。

第三节　空间自相关分析

空间自相关分析是指邻近空间区域在相同空间尺度上某变量的同一属性值之间的相关程度,主要用空间自相关系数进行度量并检验这一属性值在空间区域上是否具有高高相邻、低低相邻或者高低间错分布。若相邻区域间同一属性值表现出相同或相似的相关程度,即属性值在空间区域上呈现高的地方邻近区域也高,呈现低的地方邻近区域也低,则称为空间正相关;若相邻区域间同一属性值表现出不同的相关程度,即属性值在空间区域上呈现高的地方邻近区域低,呈现低的地方邻近区域高,则称为空间负相关;若相邻区域间同一属性值不表现任何依赖关系,即呈随机分布,则称为空间不相关。空间自相关分析分为全局自相关分析和局部自相关分析。全局自相关分析是从整个研究区域内探测变量在空间分布上的空间相关性;局部自相关分析是从特定局部区域内探测变量在空间分布上的空间相关性,并能够得出具体的相关类型及相关区域位置,常用的方法有 Moran's I 方法、Gear's C 方法、Getis 方法等,在此仅介绍 Moran's I 方法。

一、全局空间自相关

全局空间自相关分析主要用 Moran's I 系数来反映属性变量在整个研究区域内的空间自相关,首先用来描述全局 Moran's I 空间自相关性,然后通过 z 检验来进行假设统计推断。

Moran's I 系数计算公式如下:

$$I = \frac{n \sum\limits_{i=1}^{n} \sum\limits_{j=1}^{n} w_{ij} (x_i - \overline{x})(x_j - \overline{x})}{\left(\sum\limits_{i=1}^{n} \sum\limits_{j=1}^{n} w_{ij} \right) \sum\limits_{i=1}^{n} (x_i - \overline{x})^2} \tag{6-10}$$

式中,$i,j = 1,2,\cdots,n$,表示研究对象所在空间的区域数,x_i 表示第 i 个区域内的属性值,x_j 表示第 j 个区域内的属性值,$\overline{x}$ 表示所研究区域的属性值的平均值;w_{ij} 组成空间权重矩阵,一般为对称矩阵。

空间权重矩阵 $\boldsymbol{W}$:为了揭示地理对象之间的空间联系,首先需要定义空间对象的相互邻接关系。空间自相关关键的一步就是构建 $n \times n$ 归一化空间权重矩阵 $\boldsymbol{W}$,以表示 n 个空间对象所属区域的邻接关系,其基本形式是:

$$\boldsymbol{W} = \begin{pmatrix} w_{11} & w_{12} & \cdots & w_{1n} \\ w_{21} & w_{22} & \cdots & w_{2n} \\ \vdots & \vdots & & \vdots \\ w_{n1} & w_{n2} & \cdots & w_{nn} \end{pmatrix} \tag{6-11}$$

式中,$\boldsymbol{W}$ 是一个二元对称的 $n \times n$ 矩阵,w_{ij} 表示区域 i 和 j 的邻接程度。空间权重矩阵构建的常用方法有 3 种。

(1) 邻接权重矩阵:基于二进制的邻接矩阵

$$w_{ij} = \begin{cases} 1, & \text{区域 } i \text{ 和 } j \text{ 相邻接} \\ 0, & \text{其他} \end{cases}$$

(2) 距离权重矩阵:基于距离的二进制空间权重矩阵

$$w_{ij} = \begin{cases} 1, \text{区域 } i \text{ 和 } j \text{ 的距离小于 } d \\ 0, \quad\quad\quad \text{其他} \end{cases}$$

（3）k-nearest 权重矩阵：保证每个观测对象有 k 个邻居，当区域 j 属于区域 i 的最近 k 个邻居之一时 $w_{ij} = 1$，否则 $w_{ij} = 0$。

Moran's I 统计量的分子由以下三部分构成：

① 将每个元素属性值减去均值，从而得到与均值的偏差 $x - \overline{x}$。

② 将任意两个属性值的偏差相乘，从而得到叉积 $(x_i - \overline{x})(x_j - \overline{x})$。叉积的意义是得出两个区域的属性值与均值的共变程度。

③ 空间权重矩阵 $\boldsymbol{W}$ 决定是否相邻，相邻时 $w_{ij} = 1$，不相邻时 $w_{ij} = 0$。

计算 Moran's I 统计量的分子：依次计算出每两个元素间"空间权重叉积"的值并对全体值求和。它反映的是全部研究区域内，彼此相邻元素之间与研究区域的平均值的共变程度。它可以看作考虑空间位置关系的协方差。

计算 Moran's I 统计量的分母：由总体方差与空间权重和的乘积构成。它反映的是全部研究区域内，各元素属性值与研究区域平均值的总变异程度。它可以看作考虑空间位置关系的方差。因此，Moran's I 统计量可以看成考虑空间位置关系的协方差与方差之比，即空间自相关系数。它反映了相邻元素属性值间的共变与变异之间的关系。如果相邻元素属性值呈现"高 — 高、低 — 低"的分布趋势，则相邻元素的叉积结果就越大，且为正值，故协方差与方差之比大于 0，表现为空间正相关；如果相邻元素属性值明显呈现"高 — 低、低 — 高"的互斥分布趋势，则相邻元素属性值的叉积结果将倾向于负值，故协方差与方差之比小于 0，表现为空间负相关；如果相邻元素属性值无明显趋势，则相邻元素属性值的叉积结果中正值和负值互相抵消，协方差接近 0，则协方差与方差之比近似于 0，表现为空间随机分布。

Moran's I 系数的取值范围为 $[-1,1]$。当 Moran's I > 0 时，表明所研究区域存在空间正相关，且取值越接近 1，表明空间正自相关性越强；当 Moran's I < 0 时，表明所研究区域存在空间负相关，取值越接近 -1，表明空间负自相关性越强；当 Moran's I $= 0$ 时，研究对象的值呈随机分布，不存在自相关性。

全局空间自相关分析是一种推断空间模式分析方法，建立在概率论的基础上，因此还需要对结果进行假设检验，一般采用基于 Montel Carlo 的假设检验方法，也有文献采用 z 检验法。

基于 Montel Carlo 的假设检验方法：无效假设指的是研究区域的数据在空间的分布是随机的，所观测到的空间模式表示的是多种（$n!$）可能的空间排列中的一种排列。假设可以拾取每个区域中的数据值，再将它们随机放置到各研究区域中，则可能会得到这些值的另一种可能的空间排列，对其计算 Moran's I 统计量，会产生一个新的 Moran's I 值。

Montel Carlo 的思想就是，将研究区域所有的属性值在空间上随机重新排列 999 次，分别计算 999 次随机排列下的每个 Moran's I 值，将这 999 个 Moran's I 值作直方图，并计算出均值和标准差 σ。利用 z 检验法检验实际 Moran's I 值与 999 个 Moran's I 模拟值的均值是否有统计学意义，如果有统计学意义（$P \leqslant 0.05$），则表明实际 Moran's I 值不是空间随机分布。

z 检验公式为：

$$z = \frac{I - \mu}{\sigma} \tag{6-12}$$

式中,μ 为 999 次随机分布 Moran's I 的均值,σ 为标准差。通过公式可以计算出 z 值和 P 值,当 $|z| \geqslant 1.96$,$P \leqslant 0.05$ 时,拒绝无效假设,可以认为总体 Moran's I $\neq 0$,表明研究对象的属性值存在空间自相关。如果假设检验的结果 $P > 0.05$,则研究对象的属性值属于空间随机分布。2008—2021 年浙江省肠道传染病发病率全局空间自相关分析结果见表 6-2。

表 6-2　2011—2020 年浙江省肠道传染病发病率全局空间自相关分析结果

年份	Moran's I	$E(I)$	$\overline{x}$	s	z	P
2011	0.51	−0.011	−0.011	0.071	7.26	0.000
2012	0.54	−0.011	−0.011	0.074	7.53	0.000
2013	0.35	−0.011	−0.012	0.070	5.18	0.000
2014	0.49	−0.011	−0.009	0.076	6.66	0.000
2015	0.58	−0.011	−0.010	0.074	8.08	0.000
2016	0.73	−0.011	−0.009	0.074	10.04	0.000
2017	0.57	−0.011	−0.010	0.072	8.16	0.000
2018	0.30	−0.011	−0.009	0.072	4.37	0.003
2019	0.25	−0.011	−0.010	0.071	3.64	0.002
2020	0.17	−0.011	−0.009	0.062	2.82	0.016

来源:竺晓霞.浙江省乙类肠道传染病的时空分析及相关因素研究[D].杭州:浙江大学,2023.

二、局部空间自相关

全局空间自相关分析所针对的是研究区域整体上的空间相关性。若要分析研究区域不同地区的空间相关性,则需要考虑采用局部空间自相关分析。局部空间自相关分析主要采用局部 Moran's I 系数(local indicators of spatial autocorrelation,LISA)和局部 Getis 系数来反映属性变量在局部区域内的空间相关程度。

局部空间 Moran's I 系数分析每个区域与相邻区域之间的空间关系,度量每个区域与其周围区域的空间上的差异程度及其统计推断结果,是全局空间自相关统计量 Global Moran's I 的分解,对于第 i 个区域单元来说,Moran's I 的 LISA 定义如下:

$$I_i = \frac{x_i - \overline{x}}{s^2} \sum_{j=1}^{n} w_{ij}(x_j - \overline{x}), \quad i \neq j \tag{6-13}$$

式中,n 表示研究对象的空间的区域数,x_i 表示第 i 个区域内的属性值,x_j 表示第 j 个区域内的属性值,$\overline{x}$ 表示所研究区域的属性值的平均值,s 是所研究区域的属性值的标准差,w_{ij} 表示空间权重。

$$I_i = \frac{x_i - \overline{x}}{s^2} \sum_{j=1}^{n} w_{ij}(x_j - \overline{x}) = \frac{x_i - \overline{x}}{\dfrac{\sum_{i=1}^{n}(x_i - \overline{x})^2}{n}} \sum_{j=1}^{n} w_{ij}(x_j - \overline{x})$$

$$= \frac{x_i - \overline{x}}{s} \times \frac{\sum_{j=1}^{n} w_{ij}(x_j - \overline{x})}{s} = z_i \times W_z, \quad i \neq j \tag{6-14}$$

式中,z_i 表示 x_i 区域的值与均值的变异程度。W_z 是空间滞后变量,表示 x_i 周围区域的值与均值的变异程度。

$I_i = z_i \times W_z$，$i \neq j$，反映区域值与其周围所有邻域值的共变情况，相当于相关系数。$I_i >$ 0，表示 x_i 区域值与其周围邻域值之间是正相关的；$I_i < 0$，表示 x_i 区域值与其周围邻域值之间是负相关的。

当描述变量 $z_i > 0$，且空间滞后变量 $W_i > 0$ 时，$I_i > 0$，是正相关，且整体趋势都是大于平均值的，因此点落在"Moran's I 散点图"的第一象限中，为高高模式，符合 x_i 区域的高值被 x_i 周围的高值包围的分布模式（图 6-7）。

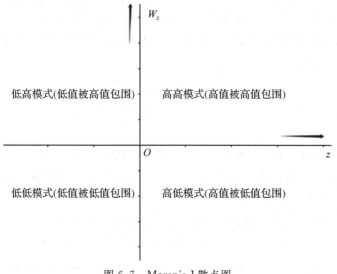

图 6-7　Moran's I 散点图

类似的，当 $z_i > 0$，$W_i < 0$ 时，$I_i < 0$，是负相关，即 x_i 区域值高于平均值，而 x_i 邻域的值低于平均值，点落在"Moran's I 散点图"的第四象限中，为高低模式，表明高值被低值包围。

当 $z_i < 0$，$W_i > 0$ 时，$I_i < 0$，是负相关，即 x_i 区域值低于平均值，而 x_i 邻域的值高于平均值，点落在"Moran's I 散点图"的第二象限中，为低高模式，表明低值被高值包围。

当 $z_i < 0$，$W_i < 0$ 时，$I_i > 0$，是正相关，即 x_i 区域值低于平均值，同时 x_i 邻域的值低于平均值，点落在"Moran's I 散点图"的第三象限中，为低低模式，表明低值被低值包围。

同样，利用 z 检验对 Moan's I 的 LISA 统计量进行假设检验来推断局部空间自相关。

第四节　时空扫描统计量

空间自相关分析具有一定的局限性，其没有纳入时间因素，故不能判断地理空间上的分布随时间变化的趋势。时空扫描很好地解决了这一难题，不仅能够揭示地理空间上的分布随时间变化的规律，同时还能得出聚集区域的相对危险度，更加精确地对空间聚集区域位置进行定位。时空聚集性分析同时考虑了时间和空间两个因素，主要采用移动窗口法（moving windows），在地理空间上创建扫描窗口（圆柱体），圆柱体的底面对应研究的地理区域，圆柱体的高对应扫描时间间隔。扫描窗口的大小和位置在地理空间上不断地变化，其过程为：随机选取地理空间上任一地理位置作为扫描窗口的底面中心，相应的地理区域（扫描窗口的底面积）不断变化，对应时间间隔（扫描窗口的高）也不断变化，直到达到预先规定的上限为止。

然后对每一个扫描窗口,根据实际属性值(如发病数)和人口数可计算出预期属性值(发病数),然后利用扫描窗口内外的实际值和预期值构造对数似然比(log likelihood ratio,LLR)检验统计量,最终选取 LLR 值最大的窗口为高聚集窗口。针对每个扫描窗口,在泊松分布假设前提下,有

$$u_z = \left(\frac{m_z}{m_G}\right)^{n_G} \tag{6-15}$$

式中,u_z 表示随机假设下时空窗口 z 中的理论事件数;m_z 表示时空窗口 z 中的总事件数;m_G 表示研究区域内的总事件数;n_G 表示研究时空范围内的总事件数。

接下来,根据窗口内外的理论与实际事件数构造对数似然比统计量来描述窗口内事件聚集的程度,表达式为:

$$LLR = \frac{I_z}{I_G} = \frac{\left(\frac{n_z}{u_z}\right)^{n_z} \left(\frac{n_G - n_z}{u_G - u_z}\right)^{n_G - n_z}}{\left(\frac{n_G}{u_G}\right)^{n_G}} \tag{6-16}$$

式中,n_z 表示时空窗口 z 中的事件数;u_G 是研究区域总的理论事件数 ,$u_G = \sum u_z$。

LLR 是单调递减的,P 值根据 Montel Carlo 方法得出。当 LLR 取最大值且 $P < 0.05$ 时,可以认为该区域存在聚集现象。

按照设计类型不同有回顾性扫描统计量和前瞻性扫描统计量。

2011—2020 年浙江省戊肝报告病例时空扫描分析结果见表 6-3。

表 6-3 2011—2020 年浙江省戊肝报告病例时空扫描分析结果

时间	区县	中心点/半径	实际数	期望数	RR	LLR	P
2014/7/1— 2019/6/30	上城区 下城区 江干区 拱墅区 西湖区 滨江区 萧山区 余杭区 桐庐县 富阳区 临安区 德清县 安吉县	(30.23N,119.72E)/ 59.51km	3349	1438.89	2.61	1024.82	0.000
2016/4/1— 2017/11/30	温岭市	(28.37N,121.37E)/ 0km	292	79.49	3.71	168.58	0.000
2011/1/1— 2011/5/31	建德市 婺城区 金东区 武义县 兰溪市 义乌市 永康市 柯城区 衢江区 常山县 开化县 龙游县 江山市 莲都区 青田县 缙云县 遂昌县 松阳县 云和县 庆元县 景宁畲族自治县 龙泉市	(28.60N,119.27E)/ 111.02km	358	143.95	2.52	113.31	0.000
2013/11/1— 2018/10/31	江北区	(29.88N,121.55E)/ 0km	183	48.31	3.81	109.52	0.000
2017/3/1— 2019/10/31	鹿城区 瓯海区	(28.02N,120.65E)/ 6.29km	257	127.84	2.02	50.74	0.000
2016/11/1— 2019/6/30	洞头区	(27.83N,121.15E)/ 0km	63	15.50	4.07	40.90	0.000

来源:竺晓霞.浙江省乙类肠道传染病的时空分析及相关因素研究[D].杭州:浙江大学,2023.

第五节 空间回归分析

回归分析的基本思想是利用一个或多个自变量估计或解释因变量。若变量 Y 与变量 X 之间有如下关系：

$$Y = \beta_0 + \beta X + \varepsilon \tag{6-17}$$

式中,ε 为随机误差,并且 $\varepsilon \sim N(0, \sigma^2)$;$\beta_0$ 是截距,β 是系数向量,是待估参数。

误差项需要满足如下假设：

(1)误差不相关,即 $\text{Cov}(\varepsilon_i, \varepsilon_j) = 0, i \neq j, i, j = 1, 2, \cdots, n$。

(2)误差等方差且服从正态分布,即 $\varepsilon \sim N(0, \sigma^2), i, j = 1, 2, \cdots, n$。

1. 参数估计

模型的参数可以通过普通最小二乘法或极大似然法进行估计。

2. 模型的假设检验

无效假设 H_0:模型各自变量的系数都是 0;

备择假设 H_1:模型各自变量的系数不全为 0。

回归方程通过假设检验,若 P 小于 0.05,则该组数据能用该线性回归方程描述。

方程的拟合优度可以通过 r^2 或调整的 r^2 判断,其值越大,说明方程的拟合优度越好,自变量解释因变量的能力越大。

3. 参数的假设检验

对于模型任意一个自变量,H_0:自变量的系数为 0,H_1:自变量的系数不为 0,回归系数的假设检验可通过 t 检验 P 值判断。

4. 多重共线性检验

多重共线性是指线性回归模型中的自变量之间存在高度相关关系。多重共线性会导致模型参数无法被估计或参数估计值的方差过大。多重共线性可以通过方差膨胀因子(variance inflation factor,VIF)诊断。方差膨胀因子表达式为:$\text{VIF}_i = 1/(1 - r_i^2)$,其中 r_i 为自变量 x_i 对其余自变量作回归分析的复相关系数。当 VIF_i 很大时,表明自变量间存在多重共线性。多重共线可以通过逐步回归选择最优变量,同时可以通过选择最小的 AIC 信息统计量来确定最优模型。

5. 异方差检验

线性回归模型假定模型误差等方差且服从正态分布,若线性回归模型存在异方差性,则用传统的最小二乘法估计模型得到的参数估计量有效性不足,参数假设检验也会失效。通常可以通过 White 检验方法检验随机干扰项的异方差性。

6. 序列相关性检验

在无效假设中,假定模型误差不相关。序列相关会导致用最小二乘法得到的参数估计量的方差被高估或低估。序列相关性可以通过 D. W. 统计量检验,如果序列不相关,D. W. 值在 2 附近,如果存在正序列相关,D. W. 值将小于 2,如果存在负序列相关,D. W. 值将为2~4。

7. 逐步回归

变量选择是线性回归中需要解决的一个重点问题。自变量的不同,对模型假设的成立与否,参数估计及模型预测的精确度都可能很不一样。逐步回归是解决变量选择问题的主要方法之一,也是避免多重共线的方法之一。

逐步回归的基本思想是,将自变量逐个选入模型,每引入一个自变量后都要进行 F 检验,并对已经选入的自变量逐个进行 t 检验,当原来引入的自变量由于后面自变量的引入变得不再有统计学意义时,则将其删除。这是一个反复的过程,直到既没有有统计学意义的自变量选入回归方程,也没有无统计学意义的自变量从回归方程中剔除为止,以保证最后所得到的自变量集是最优的。依据上述思想,可利用逐步回归筛选并剔除引起多重共线性的变量,其具体步骤如下:先用因变量对每一个所考虑的自变量做简单回归,然后以对自变量贡献最大的自变量所对应的回归方程为基础,逐步引入其余自变量。经过逐步回归,使得最后保留在模型中的自变量既是重要的,又没有严重多重共线性。

8. 空间回归的全局模型

包括经典的回归分析和方差分析在内的大多数统计学方法都设定了观测值相互独立的前提,但在空间统计中,由于空间相关性,许多经典统计推断方法用于空间统计是不合适的,结果是有偏或非最优的。有鉴于此,需要在经典回归的基础上,通过考虑空间因素,建立新的统计模型,以提高推断的合理性及准确性。针对空间自相关,建立空间回归全局模型,亦称空间杜宾模型(spatial Durbin model,SDM),一般形式如下:

$$\begin{cases} Y = \rho WY + \beta X + \varepsilon \\ \varepsilon = \lambda W\varepsilon + \xi \\ \xi \sim N(0, \sigma^2 I) \end{cases} \tag{6-18}$$

式中,Y 为因变量向量;X 为自变量向量(含常数);β 为自变量的空间回归系数向量;ε 为随机误差向量;ρ 为空间滞后项系数,λ 为空间误差项参数,一般地 $\rho \in [0,1)$,$\lambda \in [0,1)$;ξ 为服从正态分布的随机误差向量;I 为单位矩阵;W 为空间权重矩阵。

参数 ρ 和 λ 都反映着 Y 的空间相关性。如果令 $\rho = \lambda = 0$,则空间回归模型实质上是经典的线性回归模型。Y 在存在空间相关性的客观条件下,经典线性回归可能不再适用,因此需要在原有的经典线性回归模型中考虑 Y 的空间相关性。在模型中考虑空间相关性的方法至少有两种。一是让邻近地区的 Y 参与解释所研究地区的 Y,即令 $\lambda = 0$,则得到空间滞后模型(spatial lag model,SLM)。具体形式如下:

$$\begin{cases} Y = \rho WY + \beta X + \varepsilon \\ \varepsilon \sim N(0, \sigma^2 I) \end{cases} \tag{6-19}$$

二是先建立一个经典的线性回归模型并得出模型残差,然后用邻近地区的残差解释所研究地区的残差,即令 $\rho = 0$,则得到空间误差模型(spatial error model,SEM)。具体形式如下:

$$\begin{cases} Y = \beta X + \varepsilon \\ \varepsilon = \lambda W\varepsilon + \xi \\ \xi \sim N(0, \sigma^2 I) \end{cases} \tag{6-20}$$

关于上述两种空间回归模型该如何选取的问题,可以根据具体样本数据通过拉格朗日乘数法(Lagrange multiplier method)进行判断。

针对空间异质性,建立空间回归局部模型,也称地理加权回归(geographically weighted regression,GWR),它是利用局部多项式光滑的思想提出的模型,通过局部加权最小二乘法估计得到。

模型拟合评价可以采用 AIC 准则或对数似然值(log likelihood)等。

9. Bayesian 时空交互模型

概率学派和 Bayesian 学派是统计学的两大学派,持续推动着统计学的发展。英国统计学家 Thomas Bayes 于 1763 年提出了 Bayesian 统计理论,沿用至今。Bayesian 定理,即 Bayesian 公式,指的是当样本量接近总体时,样本中发生事件的概率接近总体中发生的概率。

$$P(A_i \mid B) = \frac{P(B \mid A_i)P(A_i)}{\sum_{j=1}^{n} P(B \mid A_j)P(A_j)} \tag{6-21}$$

式中,$P(A_i \mid B)$ 为随机事件 B 发生的前提下,随机事件 A_i 发生的可能性,$i = 1, 2, 3 \cdots n$;A_1,A_2,$\cdots$,A_n 为完备事件群,即上述事件交集为 $\varnothing$,并集为 Ω。

Bayesian 定理中 $P(A)$ 为事件 A 发生的边缘概率或先验概率,即不考虑事件 B 的因素;$P(B)$ 是事件 B 的先验概率;$P(A \mid B)$ 是已知事件 B 发生后事件 A 发生的条件概率,即事件 A 的后验概率;$P(B \mid A)$ 是已知事件 A 发生后事件 B 发生的条件概率,即事件 B 的后验概率。

Bayesian 模型中未知参数 θ 的概率函数记为 $P(x \mid \theta)$,即参数 θ 取某一确定值时总体的条件概率函数。在试验观察前可根据先验信息为参数 θ 设定一个概率分布 $\pi(\theta)$,即先验分布。在参数 θ 的先验分布已知的前提下,基于样本信息 x 得到的 θ 的条件分布就是参数 θ 的后验分布。

$$\pi(\theta \mid x) = \frac{h(x, \theta)}{m(x)} = \frac{p(x \mid \theta)\pi(\theta)}{\int_{\Theta} p(x \mid \theta)\pi(\theta)\mathrm{d}\theta} \tag{6-22}$$

式中,$h(x, \theta)$ 为样本 x 与参数 θ 的联合分布,$m(x)$ 为样本 x 的边际概率函数,与参数 θ 无关,该密度函数形式的 Bayesian 公式就是后验分布 $\pi(\theta \mid x)$。

Bayesian 模型可广泛应用于医学研究,如传染病、慢性非传播性疾病等的影响因素研究。基于疾病的观测数据和先验分布,通过组合的似然函数,构建模型的参数分布,进行模型参数的采样和预测,推断未知区域的发病风险。基本的 Bayesian 模型可包含时间和空间的依赖关系,可将未知风险分解为时间效应、空间效应、时空交互作用和随机效应等,对于回顾性时空分析有着极为重要的作用。

Bayesian 时空交互模型是一种强大的空间效应估计方法,其目的是在不同的采样或研究条件下用新数据更新先验知识,减少条件噪声对新估计的影响。先验知识通常是指固有信息和参数的推断信息。下面采用 Markov Chain Monte Carlo(MCMC)算法估计模型参数。

【例 6-2】在浙江省肠道传染病时空分析中,Bayesian 时空交互模型可引入社会、自然、生产等指标作为协变量,探讨与浙江省乙类肠道传染病发病相关的因素。假定传染病的发病例数满足负二项分布,建模如下:

$$Y_{ij} \sim NB(\pi_{ij}, r) \tag{6-23}$$

$$\pi_{ij} = r/(r + \mu_{ij}) \tag{6-24}$$

$$\mu_{ij} = e_{ij}\theta_{ij} \tag{6-25}$$

$$\theta_{ij} = \exp\left(\alpha_0 + \alpha_1 t_j + u_i + v_i + g_j + \psi_{ij} + \sum b_n f_{ijn}\right) \tag{6-26}$$

式中,Y_{ij} 为第 i 个区(县)第 j 年的发病例数;e_{ij} 为第 i 个区(县)第 j 年的期望发病例数;θ_{ij} 为第 i 个区(县)第 j 年的发病危险度;α_0 为截距;α_1 为时间效应系数;t_j 为第 j 年的时间效应;u_i 为第 i 个区(县)的相关空间异质效应,可表示空间因素引起的随机效应,先验分布为条件自回归模型(conditional autoregressive model,CAR);v_i 为第 i 个区(县)的非相关空间异质效应,可表示非空间效应引起的随机效应,先验分布为正态分布;g_j 为第 j 年的自回归时间效应;ψ_{ij} 为第 i 个区(县)第 j 年的时空交互效应;b_n 为第 n 个协变量的回归系数,先验分布为正态分布,超先验分布为均匀分布;f_{ijn} 为第 i 个区(县)第 j 年第 n 个协变量的值。

经过 1500 次迭代,模型系数趋于稳定。2008—2020 年浙江省戊肝时空模型的分析结果见表 6-4。

表 6-4 2008—2020 年浙江省戊肝时空模型的分析结果

指标	均数	标准差	MC 误差	中位数	95%CI
人均国内生产总值	0.07	0.018	0.002	0.07	0.03～0.10
城镇化率	0.07	0.018	0.002	0.07	0.04～0.11
人口密度	0.01	0.014	0.001	0.01	−0.01～0.04
男性比	0.02	0.024	0.003	0.02	−0.02～0.07
18 岁及以下占比	−0.08	0.025	0.003	−0.08	−0.13～−0.03
60 岁及以上占比	−0.02	0.028	0.004	−0.02	−0.08～0.04
卫生技术人员	0.02	0.016	0.001	0.02	−0.02～0.05
日照	0.07	0.026	0.003	0.07	0.01～0.13
风速	0.11	0.028	0.003	0.11	0.06～0.17
降水	−0.01	0.017	0.002	−0.01	−0.05～0.01
归一化植被指数	−0.02	0.018	0.002	−0.02	−0.06～0.01
气压	−0.24	0.027	0.003	−0.24	−0.29～−0.19
气温	−0.03	0.018	0.002	−0.03	−0.06～0.01
肉产量	0.06	0.013	0.001	0.06	0.03～0.09
禽蛋产量	0.00	0.011	0.001	0.00	−0.02～0.03
水产品产量	−0.04	0.029	0.002	−0.04	−0.09～0.01
牛奶产量	0.00	0.013	0.001	0.00	−0.02～0.02

来源:竺晓霞.浙江省乙类肠道传染病的时空分析及相关因素研究[D].杭州:浙江大学,2023.

第七章 统计分析报告与常用统计分析软件

统计分析结果可以通过统计表、统计图、统计指标、数学模型和文字等多种形式表现出来。统计分析一般采用统计分析软件来实现。

第一节 统计分析报告

统计分析报告(statistical analysis report)是针对某个主题收集的相关数据进行深入研究和解释的结果,它通常包括对数据的描述性统计、推断性统计分析以及数据分析结果的解读。通过对数据进行统计分析,可以发现变量之间的关系、指标的变化趋势和变量之间的函数关系(即数学模型),并基于这些信息做出决策或提出建议。

一、统计分析报告的主要组成部分

在撰写统计分析报告时,通常包括以下几个部分:

(1)引言:简要介绍研究的背景、研究目的和研究意义。

(2)方法:详细说明研究对象、资料来源、设计类型、质量控制和统计分析方法等。调查研究需要说明抽样方法、样本含量估计和收集的主要指标,实验研究需要说明纳入标准和排除标准、数据收集方法等。

(3)结果:数据分析的结果可以使用统计图、统计表、统计指标和文字等形式呈现。包括描述性统计结果[其中,计量资料中的集中趋势指标(如均值、中位数)和离散趋势指标(如标准差、四分位数间距等,分类资料中的相对数]和推断性统计结果(如假设检验统计量和 P 值、95%可信区间等)。

(4)讨论/分析:对结果进行解读和讨论,解释数据背后的含义、发现变量之间的关系和指标的变化规律,以及可能的原因和影响因素。

(5)结论:总结研究的主要发现和结论,以及对未来研究的建议。

(6)参考文献:列出引用的相关参考文献。

二、撰写统计分析报告的基本步骤

(1)确定研究目标和问题:首先明确通过统计分析解决的问题或者探索的目标。这将指导整个报告的写作方向和内容。

(2)收集数据:根据研究目标,确定所需的数据及其来源,并进行数据收集。数据可以来源于实验、观察、调查问卷、公开数据库等途径。

(3)数据预处理:清洗和整理数据,处理缺失值、辨识异常值、变量赋值等问题,以便后续分析。

(4)分析数据:选择合适的统计方法对数据进行分析,包括描述性统计分析(如均值、中位数、标准差等)和推断性统计分析(如假设检验、回归分析等)。使用统计分析软件(如SPSS、SAS、STATA、R或Python等)进行计算和统计制图。

(5)解读结果:根据分析结果,解释数据背后的含义、发现的关系和规律,以及可能的原因和影响因素。

(6)撰写报告:包括标题、摘要、引言、方法、结果、讨论/分析、结论、参考文献。

(7)审阅和修改:在完成初稿后,仔细审阅报告的内容、逻辑和语言表达,进行必要的修改和完善。

(8)提交报告:按照要求提交报告,注意遵守截止日期和格式规范。

三、统计分析报告的特点

(1)结构化:统计分析报告通常包含引言、方法、结果、讨论/分析、结论、参考文献等部分,按照固定的结构组织内容。

(2)数据驱动:报告以数据为基础,通过对数据的分析得出结论。它不同于用艺术形象刻画的文艺作品,也不同于旁征博引进行探讨研究的各种论文,而是以统计结果为主体,用简洁的文字来表达和分析。

(3)定量化:报告使用各种统计量和指标来描述和解释数据。

(4)结论导向:报告旨在提供有意义的结论和见解,支持决策制定。

(5)可重复性:报告中的分析过程应该是可重复的,其他研究人员可以根据提供的方法和数据进行验证。

四、统计分析报告的类型

根据不同研究问题和研究目的,统计分布报告有不同类型,常用的有如下几种:

(1)描述性统计报告:主要关注数据的基本特征和分布情况,通过数据的集中趋势、分散程度和频数分布等来描述数据的整体情况。

(2)推断性统计报告:通过样本来推断总体的参数,包括假设检验和可信区间估计等。推断性统计允许在一定程度上推断未观测到的总体参数,并评估这种推断的可靠性。

(3)预测性统计报告:利用已有数据建立模型,预测未来趋势或数值。应用预测性统计方法根据已有的数据来预测未来事件的发生概率或数值,其统计方法包括回归分析、时间序列分析、机器学习算法等。预测性统计可以建立模型,以期在未来相似的情况下作出准确的预测。

(4)因果性统计报告:探讨变量之间的因果关系,通常涉及实验设计和随机对照试验。

(5)综合性统计报告:结合多种统计方法,对多个方面进行综合分析和评价。

五、撰写统计分析报告时需要注意的事项

撰写一份高质量的统计分析报告,需遵循以下建议:

(1)明确目的和受众:确保报告的目标清晰,同时需要考虑读者的需求和背景知识来调整报告的内容和深度,使其更具针对性。

(2)结构清晰:组织好报告的各个部分,包括引言、方法、结果、讨论和结论等。保持逻辑连贯,使读者能够轻松地理解报告的内容。

（3）确保数据质量：确保所使用的数据准确、可靠且具有代表性。对于数据的来源、收集方法和预处理过程要有充分的说明。

（4）适当的方法：选择适合所研究问题的统计方法进行分析。避免使用过于复杂的统计技术，而是让方法与问题相匹配。

（5）清晰的可视化：利用统计图、统计表、图像等手段有效地展示数据和分析结果。简洁明了的可视化有助于读者更好地理解和接受其结论。

（6）结果解读：对分析结果进行深入的解释和讨论，指出其中的意义和潜在的影响。提供合理的解释和理论支持，以增强报告的说服力。

（7）结论和建议：总结研究的主要发现，并给出实际应用或未来研究的建议。确保结论与研究目标和分析结果一致。

（8）参考文献：引用相关的学术文章、书籍和其他参考资料，给出重要观点和方法的出处。遵循适当的引用格式，保持严谨的态度。

（9）校对和修改：在完成初稿后，仔细校对报告，检查语法、拼写、标点等方面的错误。请同事或同行专家审阅报告，获取反馈并进行必要的修改。

（10）美观排版：注意报告的排版和设计，使其看起来专业且易于阅读。使用恰当的字体、字号、间距和颜色，增加视觉吸引力。在排版中注意同一张统计图或统计表尽可能设计在同一页面，增强可读性。

六、疫情分析报告

疫情分析报告是对某一地区或国家在特定时间段内对疫情数据进行收集、整理、分析和解读的结果，是对疫情进行全面、系统的研究和总结。它提供了关键指标、趋势变化和潜在风险等方面的信息，帮助决策者、公共卫生专家和社会公众了解疫情并采取相应的防控措施。编写疫情分析报告的目的是揭示疫情的发展规律和影响因素，为疫情防控提供科学依据。

1.疫情分析报告的构成

（1）引言：介绍报告的目的、范围和时间跨度。

（2）数据源：说明数据来源和数据采集方法。

（3）概况：概述疫情的整体情况，如累计病例数、死亡人数、康复人数等。

（4）时间序列分析：展示疫情的时间演变趋势，包括新增病例数、治愈率、病死率等。

（5）空间分布：分析疫情的空间分布特征，如各地区的病例数、发病率等。

（6）统计分析：运用描述性和推断性统计方法，探讨疫情的相关因素和影响机制。

（7）风险评估：识别高风险区域和人群，提出预警信号。

（8）对策建议：根据分析结果，提出有针对性的防控策略和措施。

（9）结论：总结报告的主要发现和启示。

2.疫情分析报告的特点

（1）实时性：疫情分析报告需要及时更新数据，反映最新的疫情动态。

（2）准确性：报告必须基于可靠的数据来源和严谨的分析方法，保证结果的准确性。

（3）完整性：报告涵盖了疫情的各个方面，如病例数、死亡数、空间分布等。

（4）科学性：报告采用统计学原理和技术，确保分析的科学性和有效性。

（5）应用性：报告的结果和建议可以直接应用于疫情防控实践。

3.疫情分析报告的注意事项

（1）数据质量：确保数据的真实性和完整性，避免因数据错误导致的误导。

（2）方法选择：根据具体问题和数据特性选择合适的统计方法。

（3）结果解释：清楚地解释分析结果和其背后的含义，避免产生误解。

（4）目标受众：考虑到报告的目标受众，调整语言和内容的难度，使其易于理解。

（5）更新维护：随着疫情的变化，定期更新报告内容，保持时效性。

总之，疫情分析报告是一项重要的公共卫生任务，它提供了宝贵的信息，有助于我们更好地应对疫情挑战。

4.疫情分析报告在疫情防控中发挥的作用

（1）提供实时信息：疫情分析报告能够及时反映疫情的发展态势，包括累计病例数、新增病例数、治愈人数和死亡人数等关键指标。这些信息对于政府和卫生部门来说至关重要，因为他们需要根据这些数据来制定有效的防控策略。

（2）发现疫情趋势：通过对比不同时间段的疫情数据，可以发现疫情的发展趋势和模式。这对于预测未来的疫情形势非常有用，可以让相关部门提前做好准备。

（3）分析空间分布：疫情分析报告可以揭示疫情在不同地区之间的传播情况。这有助于识别高风险区域，并有针对性地采取防控措施。

（4）评估防控效果：通过分析疫情数据的变化，可以评估现有防控措施的效果。如果病例数持续下降，说明当前的防控策略是成功的；反之，则可能需要调整策略。

（5）支持决策制定：疫情分析报告为政府和公共卫生部门提供了科学依据，帮助他们在应对疫情的过程中做出明智的决策。这些决策可能涉及资源分配、疫苗接种策略、采取封锁措施等方面。

（6）增强公众意识：疫情分析报告向公众传达了疫情的真实情况，增强了公众对疫情的认识和重视程度。这有助于提高人们的防护意识，减少不必要的恐慌情绪。

（7）促进国际协作：疫情分析报告有助于各国之间分享疫情信息，加强国际合作。通过比较不同国家的疫情数据和防控措施，可以互相借鉴成功经验，共同应对全球性的健康挑战。

综上所述，疫情分析报告在疫情防控中扮演着重要角色，不仅为决策者提供了有价值的信息，还促进了全球范围内疫情的监测和控制。

第二节　常用统计分析软件

统计软件很多，不同软件具有不同功能。疫情统计中的常用软件有 SAS、SPSS、R、GeoDa、GWR、WinBUGS、ArcGIS 和 SatScan 等。

一、SAS 软件

SAS 软件是由美国 NORTH CAROLINA 州立大学的研究人员于 1966 年开发的统计分析软件。经历了许多版本，并经过多年来的完善和发展，SAS 软件在国际上已被誉为统计分析的标准软件，在各个领域得到了广泛应用。其中，SAS/GIS 集地理位置系统功能与数据的显示分析于一体，它提供层次化的地理信息，每一层可以是某些地理元素，也可与用户定义的主题(如人口、产值等)相关联。用户可交互式地缩小或放大地图,设定各层次显示与否,并利用各种交互式工具进行数据显示与分析。SAS 的基本模块主要包括以下几方面:

Base SAS 是整个 SAS 系统的核心,提供帮助用户完成几乎所有任务所必需的功能,即开放式元数据体系结构、数据访问、数据管理、数据分析,并将这些功能集成在一个强大的应用开发环境中。

SAS/STAT 提供的统计分析功能包括方差分析及一般线性模型(包括因素分析、方差分析模型、混合模型等),回归分析,多变量分析(包括主成分分析、因子分析和典型相关等),判别分析,聚类分析,属性数据分析和生存分析等 40 多个,可适应各种不同模型和不同特点数据的需要。

SAS/GRAPH 是 SAS 系统支持图形输出界面的工具。可以将用 SAS 软件分析得到的数据以多种图形方式生动地呈现出来,如直方图、饼图、星型图、散点图、曲线图、柱图、等高线图、地图等类型,这些图形可以采用两维或三维方式呈现。同时,SAS/GRAPH 提供多种设备驱动程序,支持各种图形输出设备及标准的图形文件,并可将图形显示结果直接在打印机或绘图仪上输出。

SAS/CONNECT 是实现分布式处理的工具。通过它可以使各平台的 SAS 系统建立内在联系,充分实现分布式处理功能,从而有效地利用各个平台的数据和机器资源。SAS/CONNECT 既提供远程计算服务,也提供远端数据服务,它支持多种分布式处理,包括 Client/Server 方式。

SAS/SHARE 是 SAS 软件系统中的一个模块,主要用于支持多用户环境下的数据共享和并发访问。SAS/SHARE 是一个服务器组件,它允许多个 SAS 会话同时访问同一个 SAS 数据库或数据集。通过使用 SAS/SHARE,可以在多个用户之间安全地共享数据,而不会导致数据冲突或损坏。

SAS/ETS 提供具有丰富的计量经济学和时间序列分析方法的产品,包含方便的各种模型设定手段、多样的参数估计方法,是研究复杂系统和进行预测的有力工具。

SAS/FSP 是 SAS 系统提供的一个用于全屏幕数据录入、编辑和查询等的工具,同时也是一个简单的开发工具。利用 SAS/FSP 可以方便地对存储的 SAS 数据集进行编辑、浏览等维护操作,尤其对大数据的操作更有优势。

SAS/EIS 是 SAS 系统的一个组成部分,提供一个免编程的开发环境,帮助快速创建用户友好的企业级信息系统。SAS/EIS 不仅使用简单,而且开发容易。SAS/EIS 为用户提供了以下"基本功能":应用交互式 GUI 窗口操作对本地主机的访问、数据敏感钻入(data-sensitive drill down)、What-if 分析、多维数据浏览和分析、异常数据报告(exception reporting)、关键成功因子的图表显示及重叠表(grouped bar charts)。

SAS/IML(Interactive Matrix Language)是 SAS 软件系统的一个模块,专门用于矩阵运算和数据操作。SAS/IML 是一种交互式的矩阵编程语言,它提供了丰富的函数库,用于执行复杂的数学和统计计算。SAS/IML 允许用户编写高效的程序来进行数据处理、统计分析和数值计算。

SAS/ACCESS 即外部数据连接和访问模块,将任意数据,不论其数据来源及数据结构,转换为整理后的、可用的直接透明数据资源,方便、及时的数据访问无须考虑数据源及数据所在平台。对数据安全的高级别控制增加了目标数据源的本地安全控制。将数据库查询及连接传送到目标数据源执行,提高系统性能,减少网络流量。应用 SAS 系统,完成不同数据源的数据筛选、转换、分析和呈现。

SAS/AF 是一交互式应用开发工具,将帮助你驾驭 SAS 系统的数据访问、数据管理及数据分析、数据呈现功能。应用 SAS/AF 创建用户友好、交互式 GUI 应用,用户可以快捷地访问最新的信息。只需使用一个鼠标或功能键,用户就可以开发交互式应用。

SAS/ASSIST 为 SAS 系统提供了面向任务的菜单界面,借助它可以通过菜单系统来使用 SAS 系统的其他产品。它自动生成的 SAS 程序既可辅助有经验的用户快速编写 SAS 程序,又可帮助用户学习 SAS。

SAS/OR 为用户提供全面的运筹学方法,是一种强有力的决策支持工具,在建立模型的基础上,辅助人们实现对人力、设备、时间以及其他资源的最佳利用。其目的是帮助管理者进行决策和行动,是决策支持系统的必备工具之一。

SAS/QC 是专用于质量控制的软件包。该软件包提供了专门用于全面质量管理的一系列工具,既适用于产品生产过程控制,又可以对某项特定工作过程进行分析。它包括实验设计与分析、各种过程控制图的制作与分析、品质问题原因分析(PARETO 图分析)、产品质量因果分析(ISHIKAWA)、产品可靠性分析、仪器校验分析、产品数据的性能分析以及抽样验收方案的评估。另外,SAS/QC 还提供一套全屏幕菜单引导用户进行标准的统计过程控制分析以及实验设计。

SAS/Integration Technology(IT)提供了功能强大的 SAS 计算服务器和 SAS 数据服务器。SAS IT 为外部应用系统与 SAS 的通信提供了支持,也支持前瞻性信息分配。它是通过完整的行业标准,以及用于前瞻性信息交互的框架来完成这些任务的,后者称为 SAS 的出版和订购框架。

SAS/Bridge for ESRI 结合 SAS 强大的数据处理能力和 ESRI 的地理与空间数据处理能力。SAS Bridge for ESRI 在 Base SAS 和 ArcGIS(地理信息系统的领导厂商)之间提供丰富的、容易使用的 GUI 界面。

SAS Bridge for ESRI 扩展了 SAS 在位置对象和空间关系方面的处理能力,它也扩展了 ESRI 在源数据集成、清洗、转换、存储和分析方面的能力。

SAS/Enterprise Guide 是一个功能强大的 Windows 客户端应用系统,借助极富艺术性的 Windows 风格界面,Enterprise Guide 对一系列复杂操作进行了简化,提供了一个完全点击的工作环境。应用 Enterprise Guide,能够在几分钟时间内生成需要的结果,用户对 SAS 软件掌握的程度高低丝毫不会影响到结果的生成。

二、SPSS 软件

SPSS 最初是 Statistical Package for the Social Sciences 的缩写,称社会学统计软件。SPSS 由美国斯坦福大学的三位研究生于 1968 年研发成功,是在 SPSS/PC$^+$ 的基础上发展起来的统计分析软件包。随着应用领域的不断扩大,SPSS 已改名为 Statistics Product and Service Solutions,即统计产品与服务解决方案。SPSS 是一种集成化的计算机处理和统计分析通用软件,是世界上最早采用图形菜单驱动界面的统计软件,其操作界面极为友好,输出结果美观漂亮,是世界上公认的最优秀的统计分析软件包之一。SPSS 的基本功能包括数据管理、统计分析、图表分析、输出管理等。SPSS 统计分析过程包括描述性统计、均值比较、方差分析、一般线性模型、相关分析、回归分析、非参数检验、对数线性模型、聚类分析、判别分析、因子分析、主成分分析、生存分析、信度分析、时间序列分析、多重响应等几大类,每类中又分好几个统计过程,比如回归分析中又分线性回归分析、曲线估计、Logistic 回归、Probit 回归、加权估计、两阶段最小二乘法、非线性回归等多个统计过程,而且每个过程中又允许用户选择不同的方法及参数。SPSS 也有专门的绘图系统,可以根据数据绘制各种图形。在国际学术界有条不成文的规定,即在国际学术交流中,凡是用 SPSS 软件完成的计算和统计分析,可以不必说明算法,由此可见其影响之大和信誉之高。

三、R 软件

R 软件是用于统计分析、绘图的语言和操作环境。R 软件是一个自由、免费的开源软件,便于扩展及二次开发;以程序语言进行操作,容易实现流程化及批量化的分析;灵活性高,可以处理各种常见的数据类型。R 软件是一个用于统计计算和统计制图的优秀工具。

四、GeoDa 软件

GeoDa 软件是一款经典的空间统计分析软件,它向用户提供一个友好的交互和图示的界面用以分析空间数据,可以实现多种空间数据统计分析,如空间自相关分析、空间自回归分析和异常值标示等。

五、GWR 软件

GWR(Geographically Weighted Regression)是一种用于空间数据分析的统计方法,它允许回归系数在不同的地理位置上有所不同。这种方法特别适用于那些影响因素随地理位置变化而变化的情况。GWR 是一种局部回归技术,它通过考虑每个地点周围的邻近数据点来估计模型参数,这意味着在不同地点,相同的自变量可能对因变量产生不同的影响。

六、WinBUGS 软件

WinBUGS 软件是 BUGS 软件在 Windows 平台下的版本。该软件是一个免费软件,可以用于求解复杂的层次 Bayesian 模型。

七、ArcGIS 软件

ArcGIS 软件由美国环境系统研究所(ESRI)研制,可用于空间数据的采集、编辑、管理、分析与制图等。ArcGIS 软件是一款由多个软件集成的工具软件,其中平面地图和空间分析主要是用其中的 ArcMap 软件。ArcMap 软件提供了很多可以直接应用于空间分析的模块和工具,窗口式操作,很方便地实现各种空间统计分析。

八、SatScan 软件

SatScan 软件是进行时空扫描统计分析的免费软件,可以描述空间或时空疾病聚集性并检验是否有统计学意义,推断变量在空间、时间或时空上是否随机分布。该软件不仅可以进行回顾性分析,还可进行前瞻性预警探测,用于早期探测疾病的暴发。该软件适用于分析有时间和空间属性的资料。

附　表

附表 1　标准正态分布曲线临界值表(即 u 临界值表)

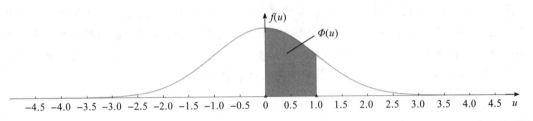

u	0	1	2	3	4	5	6	7	8	9
0.0	0.0000	0.0040	0.0080	0.0120	0.0160	0.0199	0.0239	0.0276	0.0319	0.0359
0.1	0.0398	0.0438	0.0478	0.0517	0.0557	0.0596	0.0636	0.0675	0.0714	0.0754
0.2	0.0793	0.0832	0.0871	0.0910	0.0948	0.0987	0.1026	0.1064	0.1103	0.1141
0.3	0.1179	0.1217	0.1255	0.1293	0.1331	0.1368	0.1406	0.1443	0.1480	0.1517
0.4	0.1554	0.1591	0.1628	0.1664	0.1700	0.1736	0.1772	0.1808	0.1844	0.1879
0.5	0.1915	0.1950	0.1985	0.2019	0.2054	0.2088	0.2123	0.2157	0.2190	0.2224
0.6	0.2258	0.2291	0.2324	0.2357	0.2389	0.2422	0.2454	0.2486	0.2518	0.2549
0.7	0.2580	0.2612	0.2642	0.2673	0.2704	0.2734	0.2764	0.2794	0.2823	0.2852
0.8	0.2881	0.2910	0.2939	0.2967	0.2996	0.3023	0.3051	0.3078	0.3106	0.3133
0.9	0.3159	0.3186	0.3212	0.3238	0.3264	0.3289	0.3316	0.3340	0.3365	0.3389
1.0	0.3413	0.3438	0.3461	0.3485	0.3508	0.3531	0.3554	0.3577	0.3599	0.3621
1.1	0.3643	0.3665	0.3686	0.3708	0.3729	0.3749	0.3770	0.3790	0.3810	0.3830
1.2	0.3849	0.3869	0.3888	0.3907	0.3925	0.3944	0.3962	0.3980	0.3997	0.4015
1.3	0.4032	0.4049	0.4066	0.4082	0.4099	0.4115	0.4131	0.4147	0.4162	0.4177
1.4	0.4192	0.4207	0.4222	0.4236	0.4251	0.4265	0.4270	0.4292	0.4306	0.4319
1.5	0.4332	0.4345	0.4357	0.4370	0.4382	0.4394	0.4406	0.4418	0.4429	0.4441
1.6	0.4452	0.4463	0.4474	0.4484	0.4495	0.4505	0.4515	0.4525	0.4535	0.4545
1.7	0.4554	0.4564	0.4573	0.4582	0.4591	0.4599	0.4608	0.4616	0.4625	0.4633
1.8	0.4641	0.4649	0.4656	0.4664	0.4671	0.4678	0.4686	0.4693	0.4699	0.4706
1.9	0.4713	0.4719	0.4726	0.4732	0.4733	0.4744	0.4750	0.4756	0.4761	0.4767
2.0	0.4772	0.4778	0.4783	0.4788	0.4793	0.4798	0.4803	0.4808	0.4812	0.4817
2.1	0.4821	0.4826	0.4830	0.4834	0.4838	0.4842	0.4846	0.4850	0.4854	0.4857
2.2	0.4861	0.4864	0.4868	0.4871	0.4875	0.4878	0.4881	0.4884	0.4887	0.4890
2.3	0.4893	0.4896	0.4898	0.4901	0.4904	0.4906	0.4909	0.4911	0.4913	0.4916
2.4	0.4918	0.4920	0.4922	0.4925	0.4927	0.4929	0.4931	0.4932	0.4934	0.4936
2.5	0.4938	0.4940	0.4941	0.4943	0.4945	0.4946	0.4948	0.4949	0.4951	0.4952
2.6	0.4953	0.4955	0.4956	0.4957	0.4959	0.4960	0.4961	0.4962	0.4963	0.4964
2.7	0.4965	0.4966	0.4967	0.4968	0.4960	0.4970	0.4971	0.4972	0.4973	0.4974
2.8	0.4974	0.4975	0.4976	0.4977	0.4977	0.4978	0.4979	0.4979	0.4980	0.4981
2.9	0.4981	0.4982	0.4982	0.4983	0.4984	0.4984	0.4985	0.4985	0.4986	0.4986
3.0	0.4987	0.4987	0.4987	0.4988	0.4998	0.4989	0.4989	0.4989	0.4990	0.4990
3.1	0.4990	0.4991	0.4991	0.4991	0.4992	0.4992	0.4992	0.4992	0.4993	0.4993
3.2	0.4993	0.4993	0.4994	0.4994	0.4994	0.4994	0.4994	0.4995	0.4995	0.4995
3.3	0.4995	0.4995	0.4995	0.4996	0.4996	0.4996	0.4996	0.4996	0.4996	0.4997

（续表）

u	0	1	2	3	4	5	6	7	8	9
3.4	0.4997	0.4997	0.4997	0.4997	0.4997	0.4997	0.4907	0.4997	0.4997	0.4998
3.5	0.4998	0.4998	0.4998	0.4998	0.4998	0.4998	0.4998	0.4998	0.4998	0.4998
3.6	0.4998	0.4998	0.4999	0.4999	0.4999	0.4999	0.4999	0.4999	0.4999	0.4999
3.7	0.4999	0.4999	0.4999	0.4999	0.4999	0.4999	0.4999	0.4999	0.4999	0.4999
3.8	0.4999	0.4999	0.4999	0.4999	0.4999	0.4999	0.4999	0.4999	0.4999	0.4999
3.9	0.5000	0.5000	0.5000	0.5000	0.5000	0.5000	0.5000	0.5000	0.5000	0.5000

附表 2　　t 临界值表

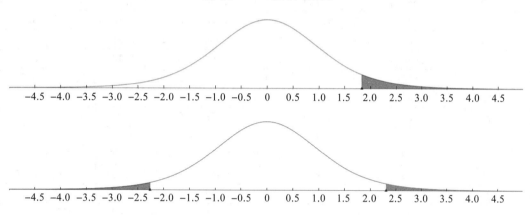

双侧	0.50	0.20	0.10	0.05	0.02	0.01	0.005	0.002	0.001
单侧	0.25	0.10	0.05	0.025	0.01	0.005	0.0025	0.001	0.0005
ν									
1	1.000	3.078	6.314	12.706	31.821	63.657	127.321	318.309	636.619
2	0.816	1.886	2.920	4.303	6.965	9.925	14.089	22.327	31.599
3	0.765	1.638	2.353	3.182	4.541	5.841	7.453	10.215	12.924
4	0.741	1.533	2.132	2.776	3.747	4.604	5.598	7.173	8.610
5	0.727	1.476	2.015	2.571	3.365	4.032	4.773	5.893	6.869
6	0.718	1.440	1.943	2.447	3.143	3.707	4.317	5.208	5.959
7	0.711	1.415	1.895	2.365	2.998	3.499	4.029	4.785	5.408
8	0.706	1.397	1.860	2.306	2.896	3.355	3.833	4.501	5.041
9	0.703	1.383	1.833	2.262	2.821	3.250	3.690	4.297	4.781
10	0.700	1.372	1.812	2.228	2.764	3.169	3.581	4.144	4.587
11	0.697	1.363	1.796	2.201	2.718	3.106	3.497	4.025	4.437
12	0.695	1.356	1.782	2.179	2.681	3.055	3.428	3.930	4.318
13	0.694	1.350	1.771	2.160	2.650	3.012	3.372	3.852	4.221
14	0.692	1.345	1.761	2.145	2.624	2.977	3.326	3.787	4.140

（续表）

双侧 单侧 ν	0.50 0.25	0.20 0.10	0.10 0.05	0.05 0.025	0.02 0.01	0.01 0.005	0.005 0.0025	0.002 0.001	0.001 0.0005
15	0.691	1.341	1.753	2.131	2.602	2.947	3.286	3.733	4.073
16	0.690	1.337	1.746	2.120	2.583	2.921	3.252	3.686	4.015
17	0.689	1.333	1.740	2.110	2.567	2.898	3.222	3.646	3.965
18	0.688	1.330	1.734	2.101	2.552	2.878	3.197	3.610	3.922
19	0.688	1.328	1.729	2.093	2.539	2.861	3.174	3.579	3.883
20	0.687	1.325	1.725	2.086	2.528	2.845	3.153	3.552	3.850
21	0.686	1.323	1.721	2.080	2.518	2.831	3.135	3.527	3.819
22	0.686	1.321	1.717	2.074	2.508	2.819	3.119	3.505	3.792
23	0.685	1.319	1.714	2.069	2.500	2.807	3.104	3.485	3.768
24	0.685	1.318	1.711	2.064	2.492	2.797	3.091	3.467	3.745
25	0.684	1.316	1.708	2.060	2.485	2.787	3.078	3.450	3.725
26	0.684	1.315	1.706	2.056	2.479	2.779	3.067	3.435	3.707
27	0.684	1.314	1.703	2.052	2.473	2.771	3.057	3.421	3.690
28	0.683	1.313	1.701	2.048	2.467	2.763	3.047	3.408	3.674
29	0.683	1.311	1.699	2.045	2.462	2.756	3.038	3.396	3.659
30	0.683	1.310	1.697	2.042	2.457	2.750	3.030	3.385	3.646
31	0.682	1.309	1.696	2.040	2.453	2.744	3.022	3.375	3.633
32	0.682	1.309	1.694	2.037	2.449	2.738	3.015	3.365	3.622
33	0.682	1.308	1.692	2.035	2.445	2.733	3.008	3.356	3.611
34	0.682	1.307	1.091	2.032	2.441	2.728	3.002	3.348	3.601
35	0.682	1.306	1.690	2.030	2.438	2.724	2.996	3.340	3.591
36	0.681	1.306	1.688	2.028	2.434	2.719	2.990	3.333	3.582
37	0.681	1.305	1.687	2.026	2.431	2.715	2.985	3.326	3.574
38	0.681	1.304	1.686	2.024	2.429	2.712	2.980	3.319	3.566
39	0.681	1.304	1.685	2.023	2.426	2.708	2.976	3.313	3.558
40	0.681	1.303	1.684	2.021	2.423	2.704	2.971	3.307	3.551
50	0.679	1.299	1.676	2.009	2.403	2.678	2.937	3.261	3.496
60	0.679	1.296	1.671	2.000	2.390	2.660	2.915	3.232	3.460
70	0.678	1.294	1.667	1.994	2.381	2.648	2.899	3.211	3.436
80	0.678	1.292	1.664	1.990	2.374	2.639	2.887	3.195	3.416
90	0.677	1.291	1.662	1.987	2.368	2.632	2.878	3.183	3.402
100	0.677	1.290	1.660	1.984	2.364	2.626	2.871	3.174	3.390
200	0.676	1.286	1.653	1.972	2.345	2.601	2.839	3.131	3.340
500	0.675	1.283	1.648	1.965	2.334	2.586	2.820	3.107	3.310
1000	0.675	1.282	1.646	1.962	2.330	2.581	2.813	3.098	3.300
∞	0.6745	1.2816	1.6449	1.9600	2.3263	2.5758	2.8070	3.0902	3.2905

附表 3　*F* 临界值表(方差齐性检验用, *P*＝0.05, 双侧)

ν_2	ν_1(较大均方的自由度)														
	2	3	4	5	6	7	8	9	10	12	15	20	30	60	100
1	799	364	899	922	937	948	957	963	969	977	985	993	1001	1010	1018
2	39.0	39.2	39.2	39.3	39.3	39.3	39.4	39.4	39.4	39.4	39.4	39.4	39.5	39.5	39.5
3	10.0	15.4	15.1	14.9	14.7	14.6	14.5	14.5	14.4	14.3	14.2	14.2	14.1	14.0	13.9
4	10.6	9.98	9.60	9.36	9.20	9.07	8.98	8.90	8.84	8.75	8.66	8.56	8.46	8.36	8.26
5	8.43	7.76	7.39	7.16	6.98	6.85	6.76	6.68	6.62	6.52	6.43	6.33	6.23	6.12	6.01
6	7.26	6.60	5.23	5.99	5.82	5.69	5.60	5.52	5.46	5.37	5.27	5.17	5.06	4.96	4.85
7	6.54	5.89	5.52	5.28	5.12	4.99	4.90	4.82	4.76	4.67	4.57	4.47	4.36	4.25	4.14
8	6.06	5.42	5.05	4.82	4.65	4.53	4.43	4.36	4.29	4.20	4.10	4.00	3.89	3.78	3.67
9	5.71	5.08	4.72	4.48	4.32	4.20	4.10	4.03	3.96	3.87	3.77	3.67	3.56	3.45	3.33
10	5.46	4.83	4.47	4.24	4.07	3.95	3.85	3.78	3.72	3.62	3.52	3.42	3.31	3.20	3.08
11	5.26	4.63	4.27	4.04	3.88	3.76	3.66	3.59	3.53	3.43	3.33	3.23	3.12	3.00	2.88
12	5.10	4.47	4.12	3.89	3.73	3.61	3.51	3.44	3.37	3.28	3.18	3.07	2.96	2.85	2.72
13	4.96	4.35	4.00	3.77	3.60	3.48	3.39	3.31	3.25	3.15	3.05	2.95	2.84	2.72	2.59
14	4.86	4.24	3.89	3.66	3.50	3.38	3.28	3.21	3.15	3.05	2.95	2.84	2.73	2.61	2.49
15	4.76	4.15	3.80	3.58	3.41	3.29	3.20	3.12	3.06	2.96	2.86	2.76	2.64	2.52	2.39
16	4.69	4.08	3.73	3.50	3.34	3.22	3.12	3.05	2.99	2.89	2.79	2.68	2.57	2.45	2.32
17	4.62	4.01	3.66	3.44	3.28	3.16	3.06	2.98	2.92	2.82	2.72	2.62	2.50	2.38	2.25
18	4.56	3.95	3.61	3.38	3.22	3.10	3.00	2.93	2.87	2.77	2.67	2.56	2.44	2.32	2.19
19	4.51	3.90	3.56	3.33	3.17	3.05	2.96	2.88	2.82	2.72	2.62	2.51	2.39	2.27	2.13
20	4.46	3.86	3.51	3.29	3.13	3.01	2.91	2.84	2.77	2.68	2.57	2.46	2.35	2.22	2.08
21	4.42	3.82	3.47	3.25	3.09	2.97	2.87	2.80	2.73	2.64	2.53	2.42	2.31	2.18	2.04
22	4.38	3.73	3.44	3.21	3.05	2.93	2.84	2.76	2.70	2.60	2.50	2.39	2.27	2.14	2.00
23	4.35	3.75	3.41	3.18	3.02	2.90	2.81	2.73	2.67	2.57	2.47	2.36	2.24	2.11	1.97
24	4.32	3.72	3.38	3.15	2.99	2.87	2.78	2.70	2.64	2.54	2.44	2.33	2.21	2.08	1.93
25	4.29	3.69	3.35	3.13	2.97	2.85	2.75	2.68	2.61	2.51	2.41	2.30	2.18	2.05	1.91
26	4.26	3.67	3.33	3.10	2.94	2.82	2.73	2.65	2.59	2.49	2.39	2.28	2.16	2.03	1.88
27	4.24	3.65	3.31	3.08	2.92	2.80	2.71	2.63	2.57	2.47	2.36	2.25	2.13	2.00	1.85
28	4.22	3.63	3.29	3.06	2.90	2.78	2.69	2.61	2.55	2.45	2.34	2.23	2.11	1.98	1.83
29	4.20	3.61	3.27	3.04	2.88	2.76	2.67	2.59	2.53	2.43	2.32	2.21	2.09	1.96	1.81
30	4.18	3.59	3.25	3.03	2.87	2.75	2.65	2.57	2.51	2.41	2.31	2.19	2.07	1.94	1.79
31	4.16	3.57	3.23	3.01	2.85	2.73	2.63	2.56	2.49	2.40	2.29	2.18	2.06	1.92	1.77
32	4.15	3.56	3.22	2.99	2.84	2.71	2.62	2.54	2.48	2.38	2.27	2.16	2.04	1.90	1.75
33	4.13	3.54	3.20	2.98	2.82	2.70	2.61	2.53	2.47	2.37	2.26	2.15	2.03	1.89	1.73
34	4.12	3.53	3.19	2.97	2.81	2.69	2.59	2.52	2.45	2.35	2.25	2.13	2.01	1.87	1.72

（续表）

ν_2	ν_1（较大均方的自由度）														
	2	3	4	5	6	7	8	9	10	12	15	20	30	60	100
35	4.11	3.52	3.18	2.96	2.80	2.68	2.58	2.50	2.44	2.34	2.23	2.12	2.00	1.86	1.70
36	4.09	3.50	3.17	2.94	2.78	2.66	2.57	2.49	2.43	2.33	2.22	2.11	1.99	1.85	1.69
37	4.08	3.49	3.16	2.93	2.77	2.65	2.56	2.48	2.42	2.32	2.21	2.10	1.97	1.84	1.67
38	4.07	3.48	3.14	2.92	2.76	2.64	2.55	2.47	2.41	2.31	2.20	2.09	1.96	1.82	1.66
39	4.06	3.47	3.13	2.91	2.75	2.63	2.54	2.46	2.40	2.30	2.19	2.08	1.95	1.81	1.65
40	4.05	3.46	3.13	2.90	2.74	2.62	2.53	2.45	2.39	2.29	2.18	2.07	1.94	1.80	1.64
42	4.03	3.45	3.11	2.89	2.73	2.61	2.51	2.43	2.37	2.27	2.16	2.05	1.92	1.78	1.61
44	4.02	3.43	3.09	2.87	2.71	2.59	2.50	2.42	2.35	2.25	2.15	2.03	1.91	1.77	1.60
46	4.00	3.41	3.08	2.86	2.70	2.58	2.48	2.40	2.34	2.24	2.13	2.02	1.89	1.75	1.58
48	3.99	3.40	3.07	2.84	2.68	2.56	2.47	2.39	2.33	2.23	2.12	2.01	1.88	1.73	1.56
50	3.97	3.39	3.05	2.83	2.67	2.56	2.46	2.38	2.32	2.22	2.11	1.99	1.87	1.72	1.54
60	3.92	3.34	3.01	2.79	2.63	2.51	2.41	2.33	2.27	2.17	2.06	1.94	1.81	1.67	1.48
80	3.86	3.28	2.95	2.73	2.57	2.45	2.35	2.28	2.21	2.11	2.00	1.88	1.75	1.60	1.40
120	3.80	3.23	2.89	2.67	2.51	2.39	2.30	2.22	2.16	2.05	1.94	1.82	1.69	1.53	1.31
240	3.75	3.17	2.84	2.62	2.46	2.34	2.24	2.17	2.10	2.00	1.89	1.77	1.63	1.46	1.20
∞	3.69	3.12	2.79	2.57	2.41	2.29	2.19	2.11	2.05	1.94	1.83	1.71	1.57	1.39	1.00

附表4　百分率与概率单位对照表

百分率	0	1	2	3	4	5	6	7	8	9
0	—	2.67	2.95	3.12	3.25	3.36	3.45	3.52	3.59	3.66
10	3.72	3.77	3.83	3.87	3.92	3.96	4.01	4.05	4.08	4.12
20	4.16	4.19	4.23	4.26	4.29	4.33	4.36	4.39	4.42	4.45
30	4.48	4.50	4.53	4.56	4.59	4.61	4.64	4.67	4.69	4.72
40	4.75	4.77	4.80	4.82	4.85	4.87	4.90	4.92	4.95	4.97
50	5.00	5.03	5.05	5.08	5.10	5.13	5.15	5.18	5.20	5.23
60	5.25	5.28	5.31	5.33	5.36	5.39	5.41	5.44	5.47	5.50
70	5.52	5.55	5.58	5.61	5.64	5.67	5.71	5.74	5.77	5.81
80	5.84	5.88	5.92	5.95	5.99	6.04	6.08	6.13	6.18	6.23
90	6.28	6.34	6.41	6.48	6.55	6.64	6.75	6.88	7.05	7.33
90 以上百分率	0.0	0.1	0.2	0.3	0.4	0.5	0.6	0.7	0.8	0.9
99	7.33	7.37	7.41	7.46	7.51	7.58	7.65	7.75	7.88	8.09

附表5 F临界值表(方差分析用,上行:P=0.05,下行:P=0.01)

ν₂	ν₁(较大均方的自由度)										
	1	2	3	4	5	6	7	8	12	24	∞
1	161.4	199.5	215.7	224.6	230.2	234.0	236.8	238.9	243.9	249.1	254.3
	4052	4999.5	5403	5625	5764	5859	5928	5982	6106	6235	6366
2	18.51	19.00	19.16	19.25	19.30	19.33	19.35	19.37	19.41	19.45	19.50
	98.50	99.00	99.17	99.25	99.30	99.33	99.36	99.37	99.42	99.46	99.50
3	10.13	9.55	9.28	9.12	9.01	8.94	8.89	8.85	8.74	8.64	8.53
	34.12	30.82	29.46	28.17	28.24	27.91	27.67	27.49	27.05	26.60	26.13
4	7.71	6.94	6.59	6.39	6.26	6.16	6.09	6.04	5.91	5.77	5.63
	21.20	18.00	16.69	15.98	15.52	15.21	14.98	14.80	14.37	13.93	13.46
5	6.61	5.79	5.41	5.19	5.05	4.95	4.88	4.82	4.68	4.53	4.36
	16.26	13.27	12.06	11.39	10.97	10.67	10.46	10.29	9.89	9.47	9.02
6	5.99	5.14	4.76	4.53	4.39	4.28	4.21	4.15	4.00	3.84	3.67
	13.75	10.92	9.78	9.15	8.75	8.47	8.26	8.10	7.72	7.31	6.88
7	5.59	4.74	4.35	4.12	3.97	3.87	3.79	3.73	3.57	3.41	3.23
	12.25	9.55	8.45	7.85	7.46	7.19	6.99	6.84	6.47	6.07	5.65
8	5.32	4.46	4.07	3.84	3.69	3.58	3.50	3.44	3.28	3.12	2.93
	11.26	8.65	7.59	7.01	6.63	6.37	6.18	6.03	5.67	5.28	4.86
9	5.12	4.26	3.86	3.63	3.48	3.37	3.29	3.23	3.07	2.90	2.71
	10.56	8.02	6.99	6.42	6.06	5.80	5.61	5.47	5.11	4.73	4.31
10	4.96	4.10	3.71	3.48	3.33	3.22	3.14	3.07	2.91	2.74	2.54
	10.04	7.56	6.55	5.99	5.64	5.39	5.20	5.06	4.71	4.33	3.91
12	4.75	3.89	3.49	3.26	3.11	3.00	2.91	2.85	2.69	2.51	2.30
	9.33	6.93	5.95	5.41	5.06	4.82	4.64	4.50	4.16	3.78	3.36
14	4.60	3.74	3.34	3.11	2.96	2.85	2.76	2.70	2.53	2.35	2.13
	8.86	6.51	5.56	5.04	4.69	4.46	4.28	4.14	3.80	3.43	3.00
16	4.49	3.63	3.24	3.01	2.85	2.74	2.66	2.59	2.42	2.24	2.01
	8.53	6.23	5.29	4.77	4.44	4.20	4.03	3.89	3.55	3.18	2.75
18	4.41	3.55	3.16	2.93	2.77	2.66	2.58	2.51	2.34	2.15	1.92
	8.29	6.01	5.09	4.58	4.25	4.01	3.84	3.71	3.37	3.00	2.57
20	4.35	3.49	3.10	2.87	2.71	2.60	2.51	2.45	2.28	2.08	1.84
	8.10	5.85	4.94	4.43	4.10	3.87	3.70	3.56	3.23	2.86	2.42
30	4.17	3.32	2.92	2.69	2.53	2.42	2.33	2.27	2.09	1.89	1.62
	7.56	5.39	4.51	4.02	3.70	3.47	3.30	3.17	2.84	2.47	2.01
40	4.08	3.23	2.84	2.61	2.45	2.34	2.25	2.18	2.00	1.79	1.51
	7.31	5.18	4.31	3.83	3.51	3.29	3.12	2.99	2.66	2.29	1.80
60	4.00	3.15	2.76	2.53	2.37	2.25	2.17	2.10	1.92	1.70	1.39
	7.08	4.98	4.13	3.65	3.34	3.12	2.95	2.82	2.50	2.12	1.60
120	3.92	3.07	2.68	2.45	2.29	2.17	2.09	2.02	1.83	1.61	1.25
	6.85	4.79	3.95	3.48	3.17	2.96	2.79	2.66	2.34	1.95	1.38
∞	3.84	3.00	2.60	2.37	2.21	2.10	2.01	1.94	1.75	1.52	1.00
	6.63	4.61	3.78	3.32	3.02	2.80	2.64	2.51	2.18	1.79	1.00

附表 6 q 临界值表(上行:P＝0.05,下行:P＝0.01)

ν	组数,a								
	2	3	4	5	6	7	8	9	10
5	3.64	4.60	5.22	5.67	6.03	6.33	6.58	6.80	6.99
	5.70	6.98	7.80	8.42	8.91	9.32	9.67	9.97	10.24
6	3.46	4.34	4.90	5.30	5.63	5.90	6.12	6.32	6.49
	5.24	6.33	7.03	7.56	7.97	8.32	8.61	8.87	9.10
7	3.34	4.16	4.68	5.06	5.36	5.61	5.82	6.00	6.16
	4.95	5.92	6.54	7.01	7.37	7.68	7.94	8.17	8.37
8	3.26	4.04	4.53	4.89	5.17	5.40	5.60	5.77	5.92
	4.75	5.64	6.20	6.62	6.96	7.24	7.47	7.68	7.86
9	3.20	3.95	4.41	4.76	5.02	5.24	5.43	5.59	5.74
	4.60	5.43	5.96	6.35	6.66	6.91	7.13	7.33	7.49
10	3.15	3.88	4.33	4.65	4.91	5.12	5.30	5.46	5.60
	4.48	5.27	5.77	6.14	6.43	6.67	6.87	7.05	7.21
12	3.08	3.77	4.20	4.51	4.75	4.95	5.12	5.27	5.39
	4.32	5.05	5.50	5.84	6.10	6.32	6.51	6.67	6.81
14	3.03	3.70	4.11	4.41	4.64	4.83	4.99	5.13	5.25
	4.21	4.89	5.32	5.63	5.88	6.08	6.26	6.41	6.54
16	3.00	3.65	4.05	4.33	4.56	4.74	4.90	5.03	5.15
	4.13	4.79	5.19	5.49	5.72	5.92	6.08	6.22	6.35
18	2.97	3.61	4.00	4.28	4.49	4.67	4.82	4.96	5.07
	4.07	4.70	5.09	5.38	5.60	5.79	5.94	6.08	6.20
20	2.95	3.58	3.96	4.23	4.45	4.62	4.77	4.90	5.01
	4.02	4.64	5.02	5.29	5.51	5.69	5.84	5.97	6.09
30	2.89	3.49	3.85	4.10	4.30	4.46	4.60	4.72	4.82
	3.89	4.45	4.80	5.05	5.24	5.40	5.04	5.65	5.76
40	2.86	3.44	3.79	4.04	4.23	4.39	4.52	4.63	4.73
	3.82	4.37	4.70	4.93	5.11	5.26	5.39	5.50	5.60
60	2.83	3.40	3.74	3.98	4.16	4.31	4.44	4.55	4.65
	3.76	4.28	4.59	4.82	4.99	5.13	5.25	5.36	5.45
120	2.80	3.36	3.68	3.92	4.10	4.24	4.36	4.47	4.56
	3.70	4.20	4.50	4.71	4.87	5.01	5.12	5.21	5.30
∞	2.77	3.31	3.63	3.86	4.03	4.17	4.29	4.39	4.47
	3.64	4.12	4.40	4.60	4.76	4.88	4.99	5.08	5.16

附表 7　百分率的可信区间

x	n(95%CI)								n(99%CI)							
	10		15		20		30		10		15		20		30	
0	0	31	0	22	0	17	0	20	0	41	0	30	0	23	0	16
1	0	45	0	32	0	25	0	17	0	54	0	40	0	32	0	22
2	3	56	2	40	1	31	1	22	1	65	1	49	1	39	0	28
3	7	65	4	48	3	38	2	27	4	24	2	56	2	45	1	32
4	12	74	8	55	6	44	4	31	8	81	5	63	4	51	3	36
5	19	81	12	62	9	49	6	35	13	87	8	69	6	56	4	40
6	26	88	16	68	12	54	8	39	19	92	12	74	8	61	6	44
7	35	93	21	73	15	59	10	43	26	96	16	79	11	66	8	48
8	44	97	27	79	19	64	12	46	35	99	21	84	15	70	10	52
9	55	100	32	84	23	68	15	50	46	100	26	88	18	74	12	55
10	69	100	38	88	27	73	17	53	59	100	31	92	22	78	14	58
11			45	92	32	77	20	56			37	95	26	82	16	62
12			52	96	36	81	23	60			44	98	30	85	18	65
13			60	98	41	85	25	63			51	99	34	89	21	68
14			68	100	46	88	28	66			60	100	39	92	24	71
15			78	100	51	91	31	69			70	100	44	94	26	74
16					56	94	34	72					49	96	29	76
17					62	97	37	75					55	98	32	79
18					69	99	40	77					61	99	35	82
19					75	100	44	80					68	100	38	84
20					83	100	47	83					77	100	42	86
21							50	85							45	88
22							54	88							48	90
23							57	90							52	92
24							61	92							56	94
25							65	94							60	96
26							69	96							64	97
27							73	98							68	99
28							78	99							72	100
29							83	100							78	100
30							88	100							84	100

附表 8 χ^2 临界值表

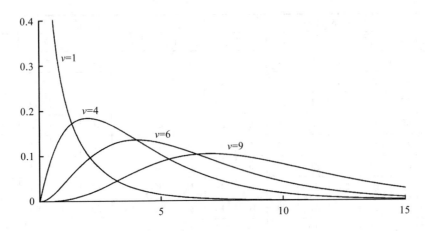

ν	概率												
	0.995	0.990	0.975	0.950	0.900	0.750	0.500	0.250	0.100	0.050	0.025	0.010	0.005
1	—	—	—	—	0.02	0.10	0.45	1.32	2.71	3.84	5.02	6.63	7.88
2	0.01	0.02	0.02	0.10	0.21	0.58	1.39	2.77	4.61	5.99	7.38	9.21	10.60
3	0.07	0.11	0.22	0.35	0.58	1.21	2.37	4.11	6.25	7.81	9.35	11.34	12.84
4	0.21	0.30	0.48	0.71	1.06	1.92	3.36	5.39	7.78	9.49	11.14	13.28	14.86
5	0.41	0.55	0.83	1.15	1.61	2.67	4.35	6.63	9.24	11.07	12.83	15.09	16.75
6	0.68	0.87	1.24	1.64	2.20	3.45	5.35	7.84	10.64	12.59	14.45	16.81	18.55
7	0.99	1.24	1.69	2.17	2.83	4.25	6.35	9.04	12.02	14.07	16.01	18.48	20.28
8	1.34	1.65	2.18	2.73	3.40	5.07	7.34	10.22	13.36	15.51	17.53	20.09	21.96
9	1.73	2.09	2.70	3.33	4.17	5.90	8.34	11.39	14.68	16.92	19.02	21.67	23.59
10	2.16	2.56	3.25	3.94	4.87	6.74	9.34	12.55	15.99	18.31	20.48	23.21	25.19
11	2.60	3.05	3.82	4.57	5.58	7.58	10.34	13.70	17.28	19.68	21.92	24.72	26.76
12	3.07	3.57	4.40	5.23	6.30	8.44	11.34	14.85	18.55	21.03	23.34	26.22	28.30
13	3.57	4.11	5.01	5.89	7.04	9.30	12.34	15.98	19.81	22.36	24.74	27.69	29.82
14	4.07	4.66	5.63	6.57	7.79	10.17	13.34	17.12	21.06	23.68	26.12	29.14	31.32
15	4.60	5.23	6.27	7.26	8.55	11.04	14.34	18.25	22.31	25.00	27.49	30.58	32.80
16	5.14	5.81	6.91	7.96	9.31	11.91	15.34	19.37	23.54	26.30	28.85	32.00	34.27
17	5.70	6.41	7.56	8.67	10.09	12.79	16.34	20.49	24.77	27.59	30.19	33.41	35.72
18	6.26	7.01	8.23	9.39	10.86	13.68	17.34	21.60	25.99	28.87	31.53	34.81	37.16
19	6.84	7.63	8.91	10.12	11.65	14.56	18.34	22.72	27.20	30.14	32.85	36.19	38.58
20	7.43	8.26	9.59	10.85	12.44	15.45	19.34	23.83	28.41	31.41	34.17	37.57	40.00
21	8.03	8.90	10.28	11.59	13.24	16.34	20.34	24.93	29.62	32.67	35.48	38.93	41.40

（续表）

ν	概率												
	0.995	0.990	0.975	0.950	0.900	0.750	0.500	0.250	0.100	0.050	0.025	0.010	0.005
22	8.64	9.54	10.98	12.34	14.04	17.24	21.34	26.04	30.81	33.92	36.78	40.29	42.80
23	9.26	10.20	11.69	13.09	14.85	18.14	22.34	27.14	32.01	35.17	38.08	41.64	44.18
24	9.89	10.86	12.40	13.85	15.66	19.04	23.34	28.24	33.20	36.42	39.36	42.98	45.56
25	10.52	11.52	13.12	14.61	16.47	19.94	24.34	29.34	34.38	37.65	40.65	44.31	46.93
26	11.16	12.20	13.84	15.38	17.29	20.84	25.34	30.43	35.56	38.89	41.92	45.64	48.29
27	11.81	12.88	14.57	16.15	18.11	21.75	26.34	31.53	36.74	40.11	43.19	46.96	49.64
28	12.46	13.56	15.31	16.93	18.94	22.66	27.34	32.62	37.92	41.34	44.46	48.28	50.99
29	13.12	14.26	16.05	17.71	19.77	23.57	28.34	33.71	39.09	42.56	45.72	49.59	52.34
30	13.79	14.95	16.79	18.49	20.60	24.48	29.34	34.80	40.26	43.77	46.98	50.89	53.67
40	20.71	22.16	24.43	26.51	29.05	33.66	39.34	45.62	51.80	55.76	59.34	63.69	66.77
50	27.99	29.71	32.36	34.76	37.69	42.94	49.33	56.33	63.17	67.50	71.42	76.15	79.49
60	35.53	37.48	40.48	43.19	46.46	52.29	59.33	66.98	74.40	79.08	83.30	88.38	91.95
70	43.28	45.44	48.76	51.74	55.33	61.70	69.33	77.58	85.53	90.53	95.02	100.42	104.22
80	51.17	53.54	57.15	60.39	64.28	71.14	79.33	88.13	96.58	101.88	106.63	112.33	116.32
90	59.20	61.75	65.65	69.13	73.29	80.62	89.33	98.64	107.56	113.14	118.14	124.12	128.30
100	67.33	70.06	74.22	77.93	82.36	90.13	99.33	109.14	118.50	124.34	129.56	135.81	140.17

思维导图

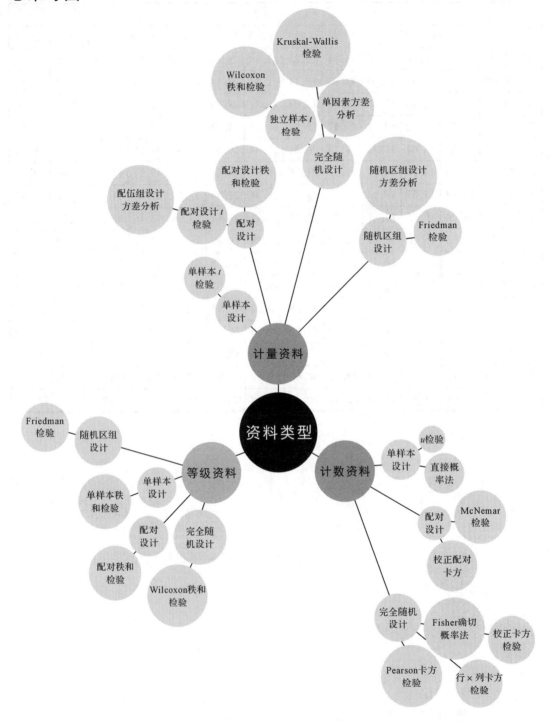

附图 1　不同资料不同设计类型统计分析方法

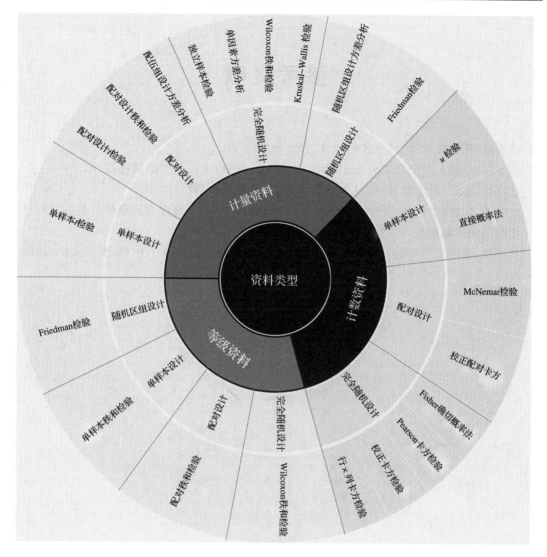

附图 2　单因素统计分析方法选用圆盘图

参考文献

[1]李秀央.医学统计学[M].杭州:浙江大学出版社,2022.

[2]陈平雁,安胜利.IBM SPSS统计软件应用[M].北京:人民卫生出版社,2020.

[3]陆守曾,陈峰.医学统计学[M].2版.北京:中国统计出版社,2010.

[4]竺晓霞,陈靓,李秀央.三种模型应用于中国2011—2020年梅毒发病趋势分析的比较[J].中华疾病控制杂志,2022,26(6):631-638.

[5]竺晓霞.浙江省乙类肠道传染病的时空分析及相关因素研究[D].杭州:浙江大学,2023.